Guillaume Geri
Brigitte Ranque

Réactions paradoxales chez les patients non infectés par le VIH

Guillaume Geri
Brigitte Ranque

Réactions paradoxales chez les patients non infectés par le VIH

Etude retrospective monocentrique de 76 cas et revue de la littérature

Presses Académiques Francophones

Impressum / Mentions légales

Bibliografische Information der Deutschen Nationalbibliothek: Die Deutsche Nationalbibliothek verzeichnet diese Publikation in der Deutschen Nationalbibliografie; detaillierte bibliografische Daten sind im Internet über http://dnb.d-nb.de abrufbar.

Alle in diesem Buch genannten Marken und Produktnamen unterliegen warenzeichen-, marken- oder patentrechtlichem Schutz bzw. sind Warenzeichen oder eingetragene Warenzeichen der jeweiligen Inhaber. Die Wiedergabe von Marken, Produktnamen, Gebrauchsnamen, Handelsnamen, Warenbezeichnungen u.s.w. in diesem Werk berechtigt auch ohne besondere Kennzeichnung nicht zu der Annahme, dass solche Namen im Sinne der Warenzeichen- und Markenschutzgesetzgebung als frei zu betrachten wären und daher von jedermann benutzt werden dürften.

Information bibliographique publiée par la Deutsche Nationalbibliothek: La Deutsche Nationalbibliothek inscrit cette publication à la Deutsche Nationalbibliografie; des données bibliographiques détaillées sont disponibles sur internet à l'adresse http://dnb.d-nb.de.

Toutes marques et noms de produits mentionnés dans ce livre demeurent sous la protection des marques, des marques déposées et des brevets, et sont des marques ou des marques déposées de leurs détenteurs respectifs. L'utilisation des marques, noms de produits, noms communs, noms commerciaux, descriptions de produits, etc, même sans qu'ils soient mentionnés de façon particulière dans ce livre ne signifie en aucune façon que ces noms peuvent être utilisés sans restriction à l'égard de la législation pour la protection des marques et des marques déposées et pourraient donc être utilisés par quiconque.

Coverbild / Photo de couverture: www.ingimage.com

Verlag / Editeur:
Presses Académiques Francophones
ist ein Imprint der / est une marque déposée de
AV Akademikerverlag GmbH & Co. KG
Heinrich-Böcking-Str. 6-8, 66121 Saarbrücken, Deutschland / Allemagne
Email: info@presses-academiques.com

Herstellung: siehe letzte Seite /
Impression: voir la dernière page
ISBN: 978-3-8416-2017-0

Copyright / Droit d'auteur © 2013 AV Akademikerverlag GmbH & Co. KG
Alle Rechte vorbehalten. / Tous droits réservés. Saarbrücken 2013

Ce travail a fait l'objet d'une publication originale en langue anglaise dans la revue *Infection* sous la référence suivante

Geri G, Passeron A, Heym B, Arlet J-B, Pouchot J, Capron L, et al. Paradoxical reactions during treatment of tuberculosis with extrapulmonary manifestations in HIV-negative patients. Infection. 2013 Apr;41(2):537–43.

TABLE DES MATIERES

1 INTRODUCTION 5

    1.1 EPIDEMIOLOGIE, ETIOLOGIE, ETUDE MICROBIOLOGIQUE ET RECOMMANDATIONS DE PRISE EN CHARGE THERAPEUTIQUE DE LA TUBERCULOSE 5

        1.1.1 Epidémiologie de la tuberculose 5

            1.1.1.1 Incidence 5

            1.1.1.2 Prévalence 6

            1.1.1.3 Mortalité 7

            1.1.1.4 Cas particulier des formes résistantes 7

        1.1.2 Etiologie : Mycobacterium tuberculosis et le complexe Tuberculosis 7

        1.1.3 Traitements recommandés de la tuberculose 9

    1.2 INTERACTION ENTRE L'HOTE ET LE BACILLE DE KOCH : DE L'IMMUNODEPRESSION INDUITE PAR LE PATHOGENE A LA RESTAURATION IMMUNITAIRE SOUS TRAITEMENT. 11

        1.2.1 Réponse immunitaire anti Mycobacterium tuberculosis 11

            1.2.1.1 Réponse immunitaire innée 11

            1.2.1.2 Réponse immunitaire adaptative 14

            1.2.1.3 Une interaction immunitaire complexe : mécanismes d'échappement de *Mycobacterium tuberculosis* aux défenses de l'hôte 18

            1.2.1.4 Aspect génétique de l'interaction 21

    1.3 SYNDROME DE RESTAURATION IMMUNITAIRE AU COURS DE L'INFECTION PAR LE VIH 22

        1.3.1 Epidémiologie, présentation clinique et critères diagnostiques 22

        1.3.2 Facteurs de risque de survenue d'un IRIS 27

        1.3.3 Evolution à long terme des patients ayant fait un IRIS 28

        1.3.4 Stratégies de prise en charge thérapeutique et de prévention 29

            1.3.4.1 Quand introduire le traitement antirétroviral ? 29

            1.3.4.2 Traitements « spécifiques » de l'IRIS : quid des corticoïdes ? 31

        1.3.5 Hypothèses physiopathologiques 32

            1.3.5.1 Acteurs cellulaires 32

   1.3.5.2 Cytokines engagées 34
 1.4 REACTIONS PARADOXALES CHEZ LE SUJET NON INFECTE PAR LE VIH 34
  1.4.1 Etat de la littérature 36

2 OBJECTIFS DE L'ETUDE 37

3 PATIENTS ET METHODES 38
 3.1 SELECTION DES PATIENTS 38
 3.2 DONNEES COLLECTEES 39
 3.3 ANALYSE STATISTIQUE 39

4 RESULTATS 41
 4.1 CARACTERISTIQUES DES 76 PATIENTS (TABLE 1) 41
 4.2 DESCRIPTION DES REACTIONS PARADOXALES 42
 4.3 MARQUEURS ASSOCIES A LA SURVENUE DE REACTIONS PARADOXALES 44

5 DISCUSSION 45

6 CONCLUSION 54

7 TABLES 55

8 FIGURES 62

9 REFERENCES 63

1 INTRODUCTION

1.1 Epidémiologie, étiologie, étude microbiologique et recommandations de prise en charge thérapeutique de la tuberculose

1.1.1 Epidémiologie de la tuberculose

1.1.1.1 Incidence

L'incidence globale de la tuberculose dans le monde était estimée par le dernier rapport de l'Organisation Mondiale de la Santé à 9,4 (8,9-9,9) millions de nouveaux cas diagnostiqués ce qui représente environ 137 nouveaux cas annuels pour 100 000 habitants (1). Cette estimation globale est pourtant très approximative tant l'hétérogénéité est importante entre les pays en voie de développement et les pays occidentalisés (**Figure 1**). En effet, l'incidence des nouveaux cas en Inde en 2009 était de 2 millions de nouveaux cas pour une population globale de 1 198 003 000 habitants (soit 166 nouveaux cas pour 100 000 habitants) alors qu'elle était de 970 nouveaux cas pour 100 000 habitants d'Afrique du Sud.

La majorité des nouveaux cas a été diagnostiquée en Asie (55%) et en

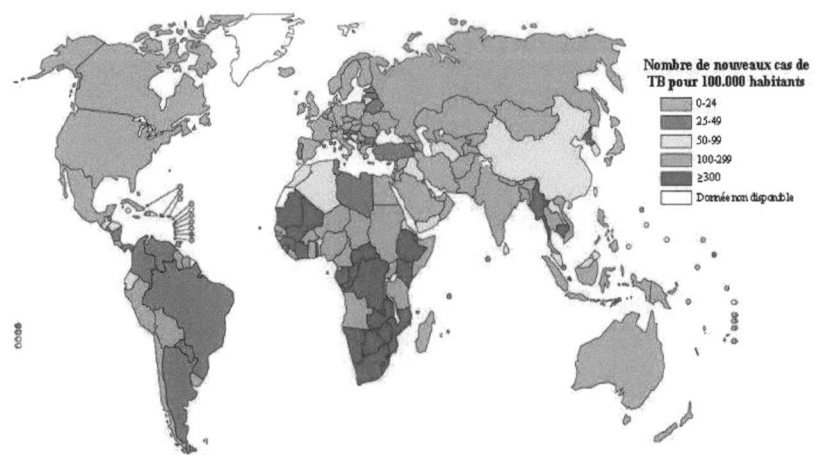

Figure 1 Incidence de la tuberculose dans les différents pays du monde. In : WHO Report 2010 Global Tuberculosis Control

Afrique (30%), contrastant avec une incidence très faible dans les pays occidentaux, comme en Europe (4%) et en Amérique du Nord (3%). Les nouveaux cas de tuberculose concernent essentiellement la population masculine, puisque sur l'ensemble des nouveaux cas en 2009, 65% étaient de sexe masculin. La tuberculose survenait chez des patients infectés par le virus de l'immunodéficience humaine (VIH) dans 1 millions parmi 9,4 millions de nouveaux cas en 2009. Parmi ceux-ci, environ 80% étaient diagnostiqués sur le continent africain.

1.1.1.2 Prévalence

La prévalence de la tuberculose dans le monde était estimée à 14 (12 – 16) millions de cas en 2009, ce qui correspond à environ 200 cas pour 100000 habitants. La prévalence de la tuberculose dans la monde diminue depuis le début des années 1990 de manière homogène dans toutes les régions de la planète exceptée l'Afrique pour laquelle a pu être observé un pic de prévalence en 1995, probablement liée à l'expansion majeure de l'épidémie d'infection par le VIH. Cette prévalence dans les pays africains devrait également diminuer dans les années à venir. L'évolution depuis 1990 est présentée dans la **figure 2 (1)**.

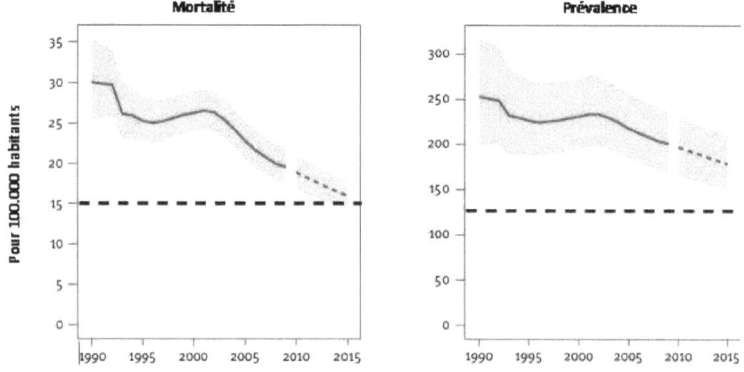

Figure 2 Evolution de la mortalité et de la prévalence de la tuberculose entre 1990 et 2009, puis prédites jusqu'en 2015. La ligne pointillée représente les objectifs OMS de réduction de ces deux paramètres. In : WHO 2010 Global Tuberculosis Control.

1.1.1.3 Mortalité

La mortalité directement liée à la tuberculose en 2009 était estimée à 1,3 (1,2-1,5) millions de cas recensés chez les patients non infectés par le virus VIH. Cette mortalité était estimée à 0,4 millions chez les patients infectés par le VIH.

1.1.1.4 Cas particulier des formes résistantes

On distingue deux profils de résistance pour le bacille de Koch : les formes multi-résistantes (formes MDR-TB) dont l'antibiogramme met en évidence une résistance à la rifampicine et à l'isoniazide et les formes ultra-résistantes (formes XDR-TB) pour lesquelles une résistance supplémentaire aux fluoroquinolones et aux aminosides rend la prise en charge thérapeutique complexe.

L'évolution et la guérison sont obtenues de plus en plus difficilement chez ces patients. Les taux d'échec thérapeutiques sont nettement plus élevés dans les formes multi-résistantes, mais il existe une grande hétérogénéité géographique.

1.1.2 Etiologie : Mycobacterium tuberculosis et le complexe Tuberculosis

La tuberculose est une maladie chronique liée à l'infection par des mycobactéries et particulièrement *Mycobacterium tuberculosis*. Ces bactéries sont acido-alcoolorésistantes et peuvent être mises en évidence par la coloration de Ziehl-Neelsen où les bacilles apparaissent rouges. Le complexe Tuberculosis compte 7 mycobactéries : *Mycobacterium tuberculosis, Mycobacterium canettii, Mycobacterium africanum, Mycobacterium pinnipedii, Mycobacterium microti, Mycobacterium caprae et Mycobacterium bovis*. Ces mycobactéries sont pathogènes pour l'homme et pour certains animaux (1) et sont particulièrement proches puisqu'elles présentent plus de 99,9% d'homologies de séquences génomiques (3).

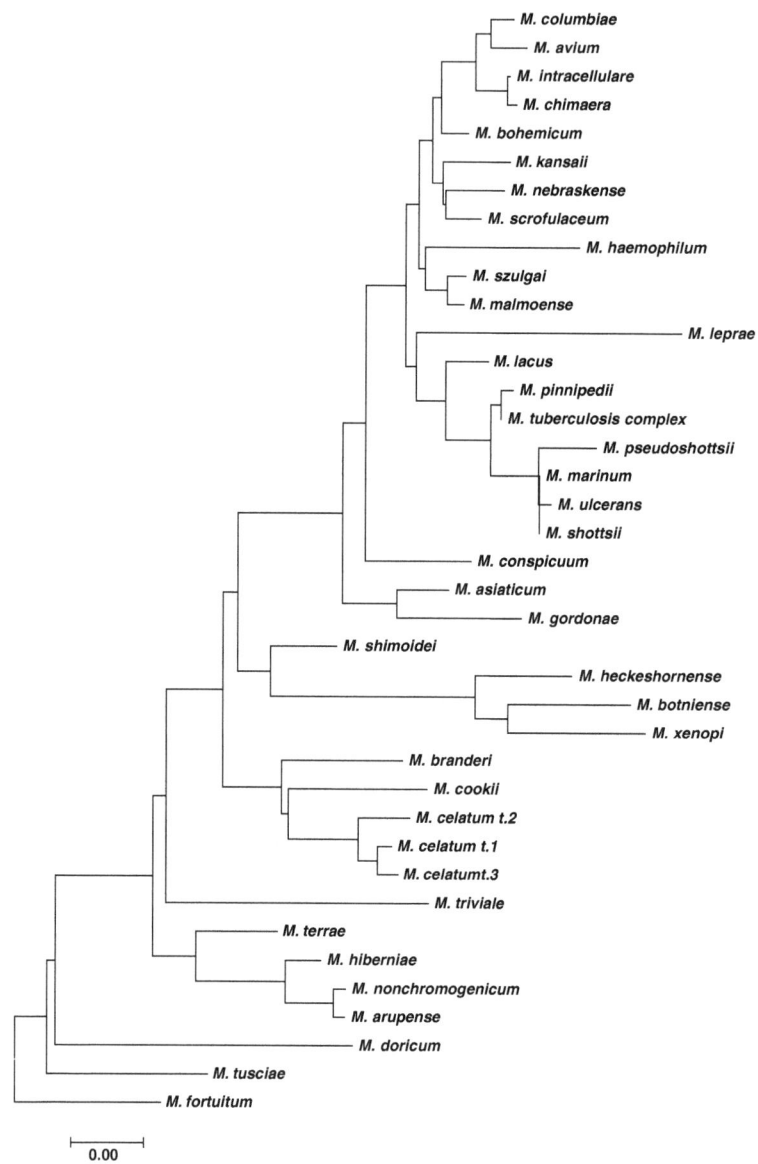

Figure 3 Arbre phylogénétique basé sur l'analyse de l'ARN 16S

L'étude phylogénétique de ce complexe suggère qu'il a dérivé de manière clonale à partir d'un ancêtre commun et qu'il se serait différencié en colonisant d'autres niches écologiques .(3,4) (Figure 3)

Mycobacterium tuberculosis est la plus étudiée de ce complexe et n'a jamais été isolée dans l'environnement. Son seul réservoir écologique est l'homme et se transmet par voie aérienne. Son génome est très conservé entre les différentes souches épidémiques et celles-ci diffèrent essentiellement par des mutations ponctuelles (5–7) et des délétions de fragments génomiques (8). Certaines de ces différences génétiques confèrent des différences phénotypiques, comme la virulence et l'évolution de la maladie (9). Par exemple, les souches présentant une interruption du gène *plcD* sont plus fréquemment observées dans les tuberculoses extra-pulmonaires (10,11). De plus, la répartition géographique des différentes souches de *Mycobacterium tuberculosis* suggère une forte interaction entre la mycobactérie et son hôte (12,13).

1.1.3 Traitements recommandés de la tuberculose

Le traitement de la tuberculose est désormais bien codifié et fait l'objet de recommandations par les sociétés savantes internationales (14). L'algorithme de prise en charge est représenté en **Figure 4**.

Le schéma classique de la tuberculose pulmonaire repose sur la quadrithérapie associant la rifampicine (RIF), l'isoniazide (INH), la pyrazinamide (PZA) et l'éthambutol (EMB) pendant 8 semaines relayée par une bithérapie par RIF et INH pendant 16 semaines, soit une durée totale de 6 mois. Ce traitement peut être prolongé d'un mois lorsque la phase initiale de traitement ne comportait pas de PZA. La trithérapie associant RIF/INH/PZA pendant 3 mois relayée par RIF/INH pendant 6 mois n'est pas recommandée en première intention.

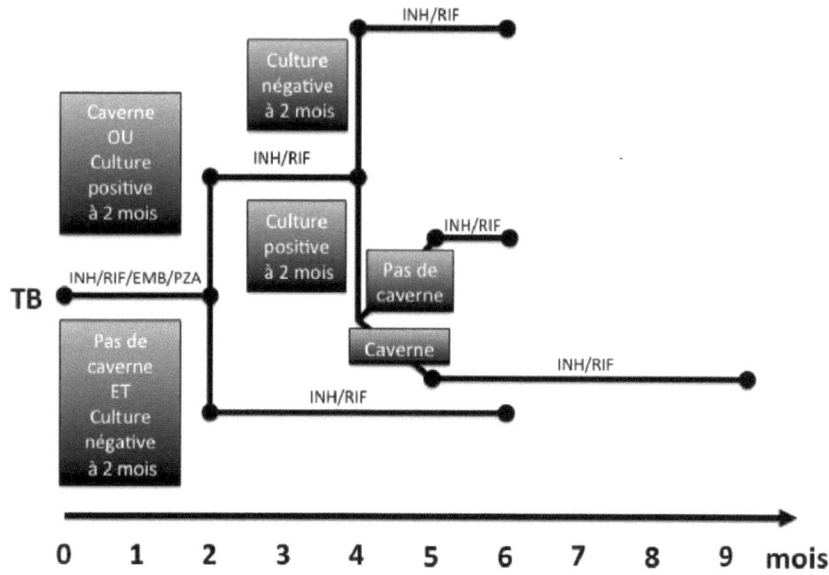

Figure 4 Algorithme de prise en charge thérapeutique de la tuberculose selon les recommandations de l'American Thoracic Society

Le traitement des formes extra-pulmonaires est le même en dehors de l'atteinte neuro-méningée qui nécessite 9 à 12 mois de traitement. L'addition d'une corticothérapie générale est recommandée dans les péricardites et les méningites tuberculeuses (15). Le traitement des formes multi-résistantes est complexe et nécessite une prise en charge spécialisée. Après étude de la sensibilité aux différents antituberculeux, l'utilisation des fluoroquinolones et des aminosides est à discuter.

1.2 Interaction entre l'hôte et le bacille de Koch : de l'immunodépression induite par le pathogène à la restauration immunitaire sous traitement.

Les mycobactéries sont des pathogènes intracellulaires qui pénètrent dans la cellule hôte par un mécanisme passif, grâce à des récepteurs endocytaires impliqués dans la phagocytose. Un grand nombre d'interactions avec les récepteurs cellulaires de l'hôte (PRR : *Pattern recognition receptors*, reconnaissant les PAMPs : *Pathogens Associated Molecular Patterns*) est rendu possible par la complexité de l'enveloppe mycobactérienne. Parmi ces récepteurs, certains peuvent induire la phagocytose de manière directe, ou dépendre de l'opsonisation de la mycobactérie.

1.2.1 Réponse immunitaire anti Mycobacterium tuberculosis

1.2.1.1 <u>Réponse immunitaire innée</u>

Les PRR sont nombreux et différents par les voies de signalisation qu'ils alimentent. On distingue schématiquement les PRR phagocytaires opsonisants ou non opsonisants et les PRR « modulateurs » de la réponse innée capables d'induire la réponse immunitaire adaptative. Les PRR sont situés sur la surface cellulaire des phagocytes (macrophages, cellules dendritiques, polynucléaires neutrophiles) mais également des cellules épithéliales et des lymphocytes.

Les PRR opsonisants recouvrent le bacille et sont ainsi ensuite reconnus par les récepteurs membranaires. Parmi les principaux PRR opsonisants, on distingue :
- les molécules du complément, notamment le C3b et iC3b (16) dont l'interaction avec le récepteur du complément de type 3 (CR3) induit une cascade de phosphorylation entrainant la phagocytose (17).
- les collectines, SPA, SPD et fibronectine, produites par l'épithélium respiratoire. La SPA et la SPD semblent capables de discriminer les souches de *Mycobacterium tuberculosis* pathogènes et non pathogènes (18).

- Les immunoglobulines, spécifiques ou non, interagissant avec les récepteurs de leurs fragments constants. Ces récepteurs induisent, via leurs domaines intracellulaires activateurs ITAM et inhibiteurs ITIM (*Immunoreceptor tyrosin-based Activation/Inhibition motif*) les cascades de phosphorylation nécessaires à l'induction de la phagocytose et de la réponse immunitaire adaptative.
- La *mannose binding lectin* (MBL) est une lectine sécrétée par le foie dont les oligomères sont très semblables aux protéines du surfactant. Son déficit est associé à une survenue plus fréquente d'infections respiratoires (19,20).

Le rôle de ces différents acteurs de l'immunité innée reste cependant discuté ; ceci souligne les mécanismes de réponse complexe à une infection par *Mycobacterium tuberculosis*. En effet, l'absence d'un de ces mécanismes de défense n'empêche pas la phagocytose sous-entendant la mise en jeu simultanée de plusieurs voies de signalisation lors de l'infection par le bacille tuberculeux (21–23).

Outre ces PRR opsonisants, il existe des récepteurs membranaires comprenant les récepteurs Scavengers et les récepteurs senseurs de danger comme les TLRs (Toll-like receptors), les NLRs (Nod-like receptors) et les lectines de type C transmembranaires. Ils peuvent aussi bien réagir avec les ligands exogènes que les ligands endogènes (24).

Parmi les récepteurs Scavengers, les molécules SRA et CD36 sont les principales impliquées dans la réponse innée anti *Mycobacterium tuberculosis*. SRA joue un rôle essentiel en contrôlant la réponse inflammatoire au cours du choc septique (25,26) et est très exprimée dans les macrophages des granulomes (25–27). CD36 permet quant à lui l'endocytose du bacille dans les adipocytes (28).

Les récepteurs senseurs de dangers interagissent également avec les mycobactéries. Il s'agit des récepteurs les plus décrits dans la réponse immunitaire innée anti-infectieuse.

Les TLRs sont des glycoprotéines composées d'un domaine extracellulaire, un domaine transmembranaire et un domaine intracellulaire. Le domaine extracellulaire interagit avec les PAMPs (29). Trois TLRs ont été décrits dans la réponse innée contre *Mycobacterium tuberculosis* : les TLR2, 4 et 9. Le TLR2 est un récepteur transmembranaire qui induit l'activation de la réponse inflammatoire via MyD88 lorsqu'il se lie aux antigènes tuberculeux (30). Le TLR4 est un récepteur membranaire qui interagit essentiellement avec les protéines de choc thermique HSP65 (31). Le TLR9 est un PRR intracellulaire reconnaissant les acides nucléiques exogènes (32). Il ne peut donc interagir qu'avec des ligands préalablement endocytés. L'induction d'une réponse inflammatoire par les TLRs est bien décrite in vitro (33–40) mais leur réelle implication in vivo est encore sujet de débat. En effet, la susceptibilité aux infections mycobactériennes chez les modèles déficients pour un TLR donné n'a pas été clairement démontrée (41–48). Cependant, la voie MyD88 est essentielle pour le contrôle de l'infection mycobactérienne (49,50). Ceci s'explique par l'implication de MyD88 dans d'autres voies de signalisation, notamment celles induites par les lectines C transmembranaires et les NLRs.

Les NLRs sont des PRRs cytoplasmiques jouant un rôle dans la modulation de la réponse inflammatoire et l'activation des phagocytes. NOD1 et NOD2 sont les plus décrits. L'activation de kinases par l'activation de ces récepteurs conduit à l'activation de NF-κB (51) permettant la production de cytokines pro-inflammatoires (TNF et IL12p40) et de peptides antimicrobiens et le recrutement de polynucléaires neutrophiles. NLRP3 est un autre type de NLR interagissant avec les ligands de Mycobacterium tuberculosis. Son interaction avec les ligands induit l'inflammasome et la production de précurseurs de l'interleukine-1β (IL-1β) et de l'IL-18 (52). Cependant, comme pour les TLRs, ces systèmes de reconnaissance ne sont pas uniques et leur absence isolée ne crée pas de susceptibilité à l'infection mycobactérienne (53).

Les lectines de type C transmembranaires comprennent MR (récepteur au mannose), les dectines 1 et 2 et DC-SIGN. MR interagit avec des glycolipides membranaires du bacille (54,55) et induit la phagocytose du bacille mais également module la réponse contre celui-ci (56–58). L'interaction avec la dectine-1 permet l'endocytose des mycobactéries et induit la sécrétion de nombreuses cytokines pro-inflammatoires : TNF, interleukine-6, RANTES et le G-CSF (59–62). La dectine-2 reconnaît des polysaccharides des enveloppes de *Mycobacterium tuberculosis* (63).

L'autophagie est un processus cellulaire ubiquitaire permettant le maintien de l'homéostasie en recyclant le matériel intracytoplasmique (protéines et organelles cytoplasmiques) (64,65). L'autophagie favorise l'activation de la réponse immunitaire adaptative en permettant la présentation d'antigènes par le complexe majeur d'histocompatibilité de classe II et les molécules CD1 (66–68).

1.2.1.2 <u>Réponse immunitaire adaptative</u>

1.2.1.2.1 Acteurs et déroulement de la réponse immunitaire adaptative

L'inflammation locale produite par les macrophages, polynucléaires neutrophiles et autres effecteurs permet l'activation des cellules dendritiques, qui augmentent l'expression de leurs PRRs. L'augmentation d'expression des PRRs favorise ainsi la phagocytose et ainsi les mécanismes de présentation d'antigènes via les molécules du complexe majeur d'histocompatibilité de classes I et II et les molécules CD1. Elles colonisent ainsi les ganglions drainants grâce au relargage de chimiokines et induisent ainsi la différentiation de lymphocytes T naïfs. En fonction des cytokines environnantes, les lymphocytes se différencient en lymphocytes Th1, Th2 ou Th17. Les cytokines essentiellement produites après contact avec *Mycobacterium tuberculosis* sont l'IL-12, l'IL-23, l'IL-1, le TGF (*Transforming Growth Factor*), l'IL-6, le TNF (*Tumor Necrosis Factor*) et l'interféron-γ (69,70). Les concentrations environnantes cytokiniques favorisent telle ou telle voie de différentiation : l'IL-23 orientera la différentiation dans la voie Th17, alors que le TGF favorisera la maturation de lymphocytes T régulateurs.

Les cellules infectées sécrètent des chimiokines (CCL2, MIP-1alpha, MIP-1beta, RANTES) permettant l'attraction de ces cellules nouvellement différentiées. L'activation lymphocytaire se produit 10 jours environ après le début de l'infection et les lymphocytes T sont détectables sur la zone infectée à J+14 de l'infection. La réponse lymphocytaire est maximale à J+21 (70–73).

1.2.1.2.2 Formation du granulome (Figure 5)

L'activation de la réponse adaptative conduit à la mise en place d'une structure immunitaire au point d'inflammation appelée granulome. Les lymphocytes T effecteurs recrutés au point d'inflammation entourent les macrophages et monocytes infectés et sécrètent de grandes quantités de cytokines pro-inflammatoires, activant massivement les macrophages, et favorisant l'amplification de la production de cytokines pro-inflammatoires (TNF notamment) et de chimiokines. Ces chimiokines induisent le recrutement de monocytes, polynucléaires neutrophiles, lymphocytes NKT, lymphocytes B et cellules NK. Les lymphocytes B sont les cellules majoritaires dans ces lésions et s'accumulent en follicules lymphoïdes (74,75) ; ils jouent un rôle régulateur local de la réponse immunitaire. Les follicules lymphoïdes ainsi formés constituent des centres germinatifs locaux indispensables au contrôle de la réponse immunitaire (76–78).

Figure 5 Formation du granulome tuberculeux. D'après Russel DG. Nat Rev Microbiol. 2007

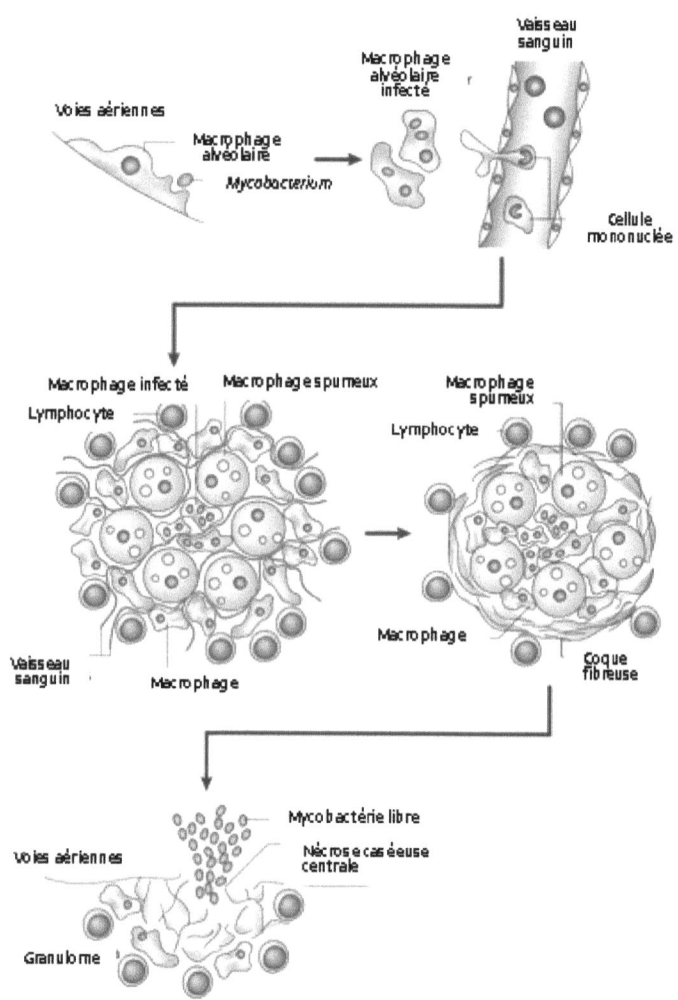

Cette réponse efficace ne parvient cependant pas à éliminer le bacille de Koch et ne fait que contenir le développement de l'infection : c'est le développement de la forme chronique de tuberculose. Ce contrôle immunitaire est indispensable, empêchant une réaction inflammatoire anti-infectieuse plus importante qui serait néfaste pour l'hôte infecté. Les lymphocytes B, les macrophages infectés et certaines cellules dendritiques appelées « tolérogéniques » favorisent le recrutement de lymphocytes T régulateurs permettant ainsi la sécrétion de cytokines anti-inflammatoires comme l'IL-10, le TGF-β, diminuant ainsi la production d'interféron-γ (79,80). Un équilibre entre la réponse pro-inflammatoire et la réponse anti-inflammatoire se met alors en place évitant les lésions chez l'hôte induites par une réaction inflammatoire exacerbée mais empêchant dans le même temps une élimination de l'agent pathogène.

La sécrétion de TNF-α et de lymphotoxine – α3 (81) par les lymphocytes T CD4$^+$ et les macrophages permet le recrutement de fibroblastes assurant la formation d'une couche fibreuse périphérique. Cette « coque » de tissu matriciel permet d'isoler la région infectée du reste du parenchyme pulmonaire. L'évolution nécrotique centrale libère ainsi les bacilles, le centre du granulome devenant acellulaire (82).

Le granulome ainsi formé permet de contenir l'infection en la rendant asymptomatique et non contagieuse dans la grande majorité des cas. Cependant, les bacilles persistent en s'adaptant à l'environnement et aux différents chocs oxydatifs se produisant dans le granulome. Ils deviennent alors « dormants », état leur permettant de persister dans l'environnement granulomateux : leur métabolisme est réduit, leur virulence et leur immunogénicité sont réduites (83–85).

L'équilibre entre les réactions anti et pro-inflammatoires est parfois rompu à la faveur d'évènements extérieurs à l'hôte (infection bactérienne par exemple (86) ou intrinsèques (immunodépression acquise comme l'infection par le VIH ou la mise en place d'un traitement immunosuppresseur) conduisant à la réactivation de la maladie : il s'agit de la majorité des tuberculoses-maladies diagnostiquées à l'heure actuelle dans les pays occidentaux.

1.2.1.3 Une interaction immunitaire complexe : mécanismes d'échappement de *Mycobacterium tuberculosis* aux défenses de l'hôte

Mycobacterium tuberculosis est un pathogène intracellulaire et peut survivre au sein des phagocytes (macrophages et cellules dendritiques) et se multiplier dans les macrophages non activés. La mycobactérie peut ainsi échapper aux mécanismes de défense de l'hôte, et ce par différents mécanismes.

1.2.1.3.1 Régulation de la réponse immunitaire au niveau du parenchyme pulmonaire

Le parenchyme pulmonaire, site principal de l'infection tuberculeuse, est un site constamment soumis à des stimulations antigéniques. La réponse immunitaire y est fortement inhibée afin de ne pas générer un état inflammatoire permanent qui serait délétère. Ainsi, peu de TLRs ou de NLRs sont exprimés à la surface de l'épithélium respiratoire. Les macrophages alvéolaires sont constamment inhibés par les cellules de la membrane alvéolaire (87,88). Le niveau d'expression des PRR est finement régulé par la sécrétion de cytokines comme le TGF-β, l'IL-10 et l'intégrine-$\alpha\beta6$. Ces macrophages alvéolaires quiescents ont une faible activité phagocytaire, une faible capacité à présenter l'antigène et expriment peu de molécules de co-stimulation (88). Ils inhibent également les cellules dendritiques alvéolaires via la sécrétion d'IL-12 (89), elles-mêmes responsables de la sécrétion d'IL-10, renforçant la désensibilisation des macrophages alvéolaires (90).

1.2.1.3.2 Echappement à la phagocytose

La phagocytose est le principal moyen de lutte contre les pathogènes extracellulaires. Il consiste à englober le pathogène par les phagocytes grâce à des remaniements du cytosquelette. La migration intracellulaire de la vacuole phagocytaire s'accompagne d'une accumulation de substances bactéricides comme les radicaux libres, des enzymes protéolytiques et des systèmes de privation en nutriments (91). La vacuole phagocytaire devient alors phagosome puis phagolysosome.

Mycobacterium tuberculosis bloque ce phénomène à une phase précoce. Les constituants lipidiques de la membrane mycobactérienne empêchent l'accumulation de phosphoinsositol-3-phosphate (PIP3), qui est un acteur majeur de la maturation du phagosome (92,93). Le bacille de Koch peut également induire des enzymes protéolytiques, comme SapM, phosphatase acide permettant d'hydrolyser PIP3 et d'inhiber ainsi le phénomène de phagocytose (94,95), ou des tyrosine-phosphatases (96,97) empêchant la fusion membranaire de la vacuole phagocytaire avec les constituants de l'endosome cellulaire, bloquant ainsi la progression de la vacuole dans le cytoplasme (98,99). Une protéine kinase mycobactérienne PKnG, semble jouer un rôle crucial dans l'inhibition de la fusion du phagosome avec les lysosomes (99). *Mycobacterium tuberculosis* a par ailleurs la capacité à résister à l'acidification au sein même du phagosome, phénomène essentiel à la destruction du pathogène (100–104). Le bacille possède en effet son propre système de régulation acido-basique lui permettant de réguler son pH interne (105). Outre l'acidification au cours de la maturation du phagosome, l'accumulation de radicaux libres est un autre phénomène essentiel de la clairance du pathogène au cours de la phagocytose. Cependant, *Mycobacterium tuberculosis* possède différents systèmes de détoxification lui permettant de résister à l'accumulation de ces radicaux libres (106). *Mycobacterium tuberculosis* inhibe également la maturation de la vacuole phagocytaire en inhibant la calcineurine ou la coronine-1 provoquant la dérégulation des cascades de phosphorylations (107–109). Enfin, *Mycobacterium tuberculosis* utilise un système de sécrétion appelé ESX-1 induisant des lésions membranaires permettant l'échappement d'antigènes mycobactériens et de mycobactéries dans le cytosol. Cette « irruption » dans le cytoplasme déclenche normalement la dégradation de la bactérie par l'inflammasome via les NLRs, mais l'expression d'une métalloprotéinase Zmp1 permet également d'inhiber l'activation de l'inflammasome (53).

1.2.1.3.3 L'hypothèse de l'évasion cytoplasmique

Ce mécanisme d'échappement de *Mycobacterium tuberculosis* à la réponse immunitaire de l'hôte reste très controversé (110). Cette hypothèse repose sur des observations en microscopie électronique (111,112).

1.2.1.3.4 L'inhibition de l'apoptose

L'apoptose est un programme de mort cellulaire induit par les caspases permettant l'empaquetage des constituants cellulaires et la fragmentation de l'ADN. L'apoptose conduit à la formation de corps apoptotiques qui, une fois relargués dans le cytosol, seront phagocytés par les phagocytes environnants. *Mycobacterium tuberculosis* peut inhiber l'apoptose en réprimant partiellement son induction (113,114) et en adoptant une activité parasitaire cytotoxique pour la cellule hôte, induisant ainsi une nécrose cellulaire, phénomène favorisant alors la dissémination à d'autres cellules (115). En effet, l'intégrité de la membrane cellulaire est un facteur essentiel de l'induction de l'apoptose. Or, la multiplication massive des bacilles induit des lésions membranaires dans la cellule hôte, et *Mycobacterium tuberculosis* empêche ainsi le maintien de la membrane cellulaire et inhibe la formation de l'enveloppe apoptotique (115). La surexpression de gène anti-apoptotiques dans la cellule hôte a également été constatée dans l'infection par des formes virulentes du bacille (116–119).

1.2.1.3.5 Activité immunomodulatrice de Mycobacterium tuberculosis

Plusieurs composants de la mycobactérie peuvent avoir une activité immuno-modulatrice, notamment les glycolipides phénoliques, les phosphatidylinositol mannosides, les lipoarabinomannanes et certaines lipoprotéines (120–126). Ces molécules contribuent à l'interaction hôte-pathogène et permettent ainsi l'activité immunomodulatrice du BK.

Par ailleurs, les lipoprotéines, et notamment une lipoprotéine de 19 KDa de *Mycobacterium tuberculosis* ont un rôle prédominant dans l'immunité innée antituberculeuse. En effet, cette lipoprotéine induit la production de l'IL-12p40 dépendante du récepteur TLR2 (34). Ainsi, l'ajout de la lipoprotéine 19 KDa purifiée de *Mycobacterium tuberculosis* induit l'apoptose des cellules infectées (127,128) et réduit la croissance intracellulaire de la mycobactérie pendant les 48 premières heures de l'infection par un mécanisme dépendant de ce même TLR2 (129). En parallèle à ces mécanismes protecteurs, cette lipoprotéine diminue d'une part l'expression des molécules du complexe majeur d'histocompatibilité à la surface des cellules présentatrices d'antigènes diminuant ainsi la reconnaissance du pathogène. Elle diminue d'autre part la production d'interféron-γ permettant l'activation des pathogènes (130–132). Ces constats permettent de mettre en valeur la complexité de la réponse innée anti mycobactérie d'une part mais également des différentes actions pléiotropiques d'une même molécule pathogénique pouvant induire une immunomodulation et/ou une accélération de l'invasion de l'hôte.

Le rôle de ces différentes molécules indispensables à l'immunité innée est fortement démontré par les quelques déficits génétiques Mendéliens. En effet, les patients présentant une mutation du récepteur de l'interféron-γ développent des infections sévères et parfois atypiques à mycobactéries (133,134). De la même manière, une mutation du récepteur de l'IL-12, cytokine pro inflammatoire majeure, prédispose aux infections tuberculeuses (135,136).

1.2.1.4 Aspect génétique de l'interaction

L'interaction entre l'espèce humaine et la mycobactérie tuberculeuse date des débuts de la domestication des bovins par l'homme. De nombreuses similarités entre les souches de *Mycobacterium bovis* et de *Mycobacterium tuberculosis* font suggérer l'hypothèse d'une souche ancestrale commune, dont on ne connait pas le rôle pathogène pour l'espèce humaine. De plus, l'analyse génétique des différentes souches de *Mycobacterium tuberculosis* a permis d'établir que celui-ci a migré accompagnant ainsi les grandes déplacements humains (137,138). L'étude de Gagneux *et al.* a ainsi défini 6 lignées phylo-géographiques correspondant aux migrations humaines, et retrouvées chez les individus vivant dans une même localisation géographique mais d'origines différentes (12). Ainsi, la lignée afro-asiatique apparait plus commune chez les patients indiens, même chez ceux qui ont migré sur le continent américain (139).

1.3 Syndrome de restauration immunitaire au cours de l'infection par le VIH

1.3.1 Epidémiologie, présentation clinique et critères diagnostiques

Le syndrome de reconstitution immunitaire (*IRIS* pour *Immune Reconstitution Inflammatory Syndrome*) était connu depuis de nombreuses années mais a été particulièrement étudié et décrit à l'introduction des traitements antirétroviraux (140,141). En effet, le caractère symptômatique de la restauration immunitaire n'est pas spécifiquement lié à l'infection par le VIH mais plus au caractère rapide de la correction d'un déficit immunitaire, d'autant plus que celui-ci est profond. Il est défini par une réaction excessive entraînant des manifestations pathologiques liées à une restauration de l'immunité adaptative et notamment de la population lymphocytaire T.

On distingue 3 formes d'IRIS :
- la forme paradoxale, dans laquelle les symptômes liés à l'infection opportuniste révélant l'infection par le VIH, initialement améliorés sous traitement spécifique, se majorent secondairement.
- La forme « infectieuse », dans laquelle l'initiation d'un traitement antirétroviral chez un patient asymptomatique fait apparaître l'infection opportuniste sous-jacente jusqu'alors asymptomatique. L'infection opportuniste est alors observée à un taux de lymphocytes T

$CD4^+$ élevé, taux auquel cette infection opportuniste n'est habituellement pas constatée.
- La forme « auto-immune », dans laquelle l'apparition ou l'exacerbation de pathologies inflammatoires ou auto-immunes (sarcoïdose, thyroïdite...) sont observées après le début du traitement antirétroviral.

L'incidence de l'IRIS a récemment été évaluée par une méta-analyse et revue systématique de la littérature, et estimée à 16,1 pour cent patients débutant un traitement antirétroviral. L'incidence de l'IRIS liée à une infection mycobactérienne était évaluée dans cette étude à 15,7 pour cent patients débutant un traitement antirétroviral. La mortalité globale de l'IRIS était évaluée à 4,5% alors que celle provoquée par l'IRIS liée à une infection tuberculeuse était de 3,2% (142).

Le diagnostic reste difficile car d'élimination, la majoration ou l'apparition de nouveaux symptômes devant faire tout d'abord discuter un échec thérapeutique, une mauvaise observance ou une maladie opportuniste non diagnostiquée et traitée. Les critères diagnostiques d'IRIS ont été définis par French (140,143), reposant sur l'association de deux critères majeurs (A+B) ou d'un critère majeur (A) et de deux critères mineurs, définis comme suit:
- (A) présentation atypique d'une infection opportuniste chez des patients répondeurs au traitement antirétroviral
- (B) diminution de la charge virale d'au moins 1 $\log_{10}$ copies/mL.
- Critères mineurs :
    o Augmentation du taux de lymphocytes T $CD4^+$ après avoir initié le traitement antirétroviral
    o Augmentation d'une réponse immune spécifique contre un pathogène défini
    o Résolution spontanée des symptômes sans traitement spécifique tout en continuant le traitement antirétroviral.

Des critères simplifiés ont été proposés un peu plus tard par Shelburne : le diagnostic était possible chez un patient infecté par le VIH, recevant un traitement antirétroviral efficace (efficacité prouvée par la diminution de la charge virale ou l'augmentation du taux de lymphocytes T CD4$^+$), présentant des symptômes compatibles avec une réponse inflammatoire non cohérente avec la réponse attendue au traitement de l'infection opportuniste en cours, à une nouvelle infection opportuniste ou à un effet indésirable d'un des traitements (144).

De nombreux agents infectieux ont été impliqués dans la survenue de l'IRIS. Les deux principaux pathogènes responsables sont *Mycobacterium tuberculosis* et *Cryptococcus neoformans*.

Mycobacterium tuberculosis est l'agent le plus souvent incriminé au cours de l'IRIS, représentant jusqu'à 40% des causes d'IRIS (141,145). La positivation voire le caractère phlycténulaire de l'intra dermo-réaction à la tuberculine (146–148) et l'étude de la prolifération lymphocytaire T en réponse à une stimulation antigénique par *Mycobacterium tuberculosis* (149) sont des arguments supplémentaires aidant au diagnostic d'IRIS.

Colebunders (150) a proposé des critères diagnostiques spécifiques de l'IRIS induit par le bacille tuberculeux chez des patients recevant simultanément un traitement antirétroviral et un traitement antituberculeux en distinguant les cas possibles des cas confirmés. Les cas possibles devaient répondre aux 3 critères suivants :

- réponse initiale clinique au traitement antituberculeux (apyrexie, disparition des symptômes respiratoires, diminution en taille des adénopathies initiales, disparition des signes d'irritation méningée).
- réapparition d'une fièvre persistante ou apparition d'un des symptômes suivants : dyspnée, stridor, augmentation en taille d'une adénopathie, apparition d'abcès, douleurs abdominales révélant des adénopathies intra-abdominales ou symptômes neurologiques centraux inexpliqués.

- Bonne observance au traitement antirétroviral et au traitement antituberculeux.

Les cas confirmés devaient répondre aux 3 critères suivants :
- preuve radiologique d'une apparition ou d'une aggravation d'adénopathies médiastinales ou abdominales, d'une hépatosplénomégalie, d'infiltrats pulmonaires ou d'un épanchement pleural.
- Bonne réponse virologique et/ou diminution du taux de lymphocytes T $CD4^+$, et/ou positivation de l'intradermo réaction à la tuberculine, et/ou bonne observance thérapeutique
- Elimination formelle des autres pathologies pouvant expliquer les symptômes constatés (échec du traitement antituberculeux, autre infection concomitante, tumeurs, réaction allergique ou effet indésirable d'une des thérapeutiques).

Ces critères ont été réutilisés pour définir l'IRIS en 2006 (151) : les critères retenus sont présentés dans le tableau ci dessous.

ANTECEDENTS REQUIS (les deux critères doivent être présents)
Diagnostic de tuberculose fait avant le début du traitement antirétroviral et selon les critères OMS (WHO 2006)
Réponse initiale au traitement antituberculeux : disparition des sueurs nocturnes, de la fièvre, de la toux et correction de l'amaigrissement. (Ces critères ne concernent pas les patients chez qui le traitement antirétroviral a été introduit plus de deux semaines après le traitement antituberculeux)
CRITERES CLINIQUES (≥ 1 critère majeur ou ≥ 2 critères mineurs)
Critères majeurs
Nouvelle adénopathie ou augmentation en taille d'une préexistante, abcès froid, ou toute autre lésion tissulaire collectée (par exemple arthrite

tuberculeuse)
Nouvelle image ou aggravation des lésions radiologiques préexistantes (radiographie du thorax, échographie abdominale, tomodensitométrie ou imagerie par résonance magnétique)
Nouvelle lésion ou aggravation d'une lésion neurologique centrale préexistante (méningite, déficit neurologique central focal)
Nouvel épanchement ou aggravation d'un épanchement des séreuses préexistant (pleurésie, ascite, péricardite)
Critères mineurs
Nouveaux symptômes généraux ou aggravation de ceux préexistants (fièvre, sueurs nocturnes, amaigrissement)
Nouveaux symptômes respiratoires ou aggravation de ceux préexistants (toux, dyspnée, stridor)
Nouveaux symptômes abdominaux ou aggravation de ceux préexistants associés à une péritonite, une hépatomégalie, une splénomégalie ou des adénopathies intra-abdominales.

DIAGNOSTICS DIFFERENTIELS EXPLIQUANT LES SYMPTOMES OBSERVES
Echec du traitement antituberculeux en lien avec une résistance du bacille
Mauvaise observance thérapeutique
Autre infection opportuniste ou maladie maligne (en particulier chez les patients pour lesquels la tuberculose n'a pu être prouvée sur le plan bactériologique)
Effet indésirable du traitement

Les principales manifestations cliniques sont la réapparition d'une fièvre, l'apparition de nouveaux infiltrats pulmonaires ou l'aggravation d'anomalies parenchymateuses préexistantes et l'apparition ou l'extension d'adénopathies ou d'un épanchement pleural (145,152,153). Les complications sont fréquentes, dans environ 10% des cas, et sont liées le plus souvent à des causes mécaniques par compression (hypertension intracrânienne sur aggravation d'un tuberculome, adénopathie compressive).

La ponction d'une adénite paradoxale met typiquement en évidence du caséum, dont l'examen direct par la coloration de Ziehl-Neelsen révèle parfois des bacilles acido-alcoolo-résistants, mais dont la culture est négative (bacilles morts).

1.3.2 Facteurs de risque de survenue d'un IRIS

Les facteurs de risque identifiés pour la survenue d'IRIS lié à *Mycobacterium tuberculosis* au cours de l'infection par le VIH ont été largement étudiés : l'immunodépression profonde , le délai entre l'instauration du traitement antituberculeux et du traitement antirétroviral et la restauration rapide d'une immunité efficace sont les trois principaux. Navas et al ont rapporté une série de 76 patients infectés par le VIH ayant une tuberculose prouvée : un IRIS était constaté chez 6 (8%) patients. Tous ces patients étaient traités par un traitement antirétroviral considéré comme hautement efficace (comprenant au moment de l'étude un inhibiteur de protéases, contrastant avec un traitement n'associant que deux inhibiteurs nucléosidiques de la transcriptase inverse) et pour lesquels le traitement antirétroviral avait été introduit moins de 60 jours après le début du traitement antituberculeux. Ainsi, l'IRIS était la conjonction d'une restauration immunitaire très rapide et efficace chez des patients dont la tuberculose maladie était encore imparfaitement contrôlée (145). Ces données ont été confirmées par des études ultérieures (154–158). La restauration d'un taux efficace de lymphocytes T $CD4^+$ n'est pas obligatoire au diagnostic d'IRIS mais la rapidité de correction est un élément important : dans une série de 37 patients suivis pour une infection VIH, la lymphopénie CD4 augmentait de 11% et de 2% dans les groupes respectifs de patients avec et sans IRIS ($p<0,001$)

(159). De même, une lymphopénie initiale T CD4$^+$ plus profonde a également été rapportée comme facteur de risque de survenue d'IRIS (160).

Concernant spécifiquement la tuberculose, les formes extrapulmonaires et disséminées de la maladie sont rapportées comme facteur de risque de survenue d'un IRIS (155,157,159,161,162). De même la charge antigénique mycobactérienne a également été associée dans un modèle murin à la survenue de l'IRIS (163). Ce dernier paramètre n'est pas directement évaluable chez l'homme. Cependant, la détection d'un antigène membranaire, le lipoarabinomannane, est possible dans les urines humaines, et sa présence est associée à la survenue d'un IRIS (164,165).

Enfin, des polymorphismes génétiques des gènes codant pour les cytokines inflammatoires TNF-α et IL-6 ont été décrits comme prédisposant à la survenue d'un IRIS (166) lié à une mycobactérie.

1.3.3 Evolution à long terme des patients ayant fait un IRIS

La survenue d'un IRIS a été décrite comme « protectrice » dans l'évolution de l'infection par le VIH. Ainsi, dans une série de 387 patients infectés par le VIH, 33 IRIS ont été recensés. Les caractéristiques virologiques et immunologiques étaient similaires entre les patients ayant présenté ou non un IRIS. Après 1 an de suivi, le taux moyen de lymphocytes T CD4$^+$ était significativement plus élevé chez les patients ayant présenté un IRIS que chez les patients n'ayant pas fait d'IRIS (285 vs. 85/mm^3, p<0,01). La proportion de patients chez qui aucun évènement évolutif de l'infection VIH n'avait été constaté était respectivement de 50% et 80% après 4 ans de suivi chez les patients n'ayant pas et ayant présenté un IRIS (167).

1.3.4 Stratégies de prise en charge thérapeutique et de prévention

1.3.4.1 Quand introduire le traitement antirétroviral ?

La question du délai d'introduction du traitement antirétroviral chez le patient infecté par le VIH et chez qui est diagnostiquée une tuberculose a été longtemps controversée.

En effet, les patients présentant une immunodépression profonde et une charge virale très élevée sont les patients les plus à risque de développer un IRIS après introduction d'un traitement antirétroviral efficace. Introduire le traitement antirétroviral dans les deux mois qui suivent l'introduction du traitement antituberculeux expose le patient à la survenue d'un IRIS car il persiste encore dans ce délai une charge antigénique du bacille tuberculeux majeure, à l'origine de la réaction inflammatoire lors de la restauration immunitaire (168). Certains auteurs ont même recommandé d'attendre ce délai de deux mois avant d'initier un traitement antirétroviral (169). Cependant, des études plus récentes ont souligné le sur-risque chez les patients les plus immunodéprimés (taux de lymphocytes T $CD4^+$ inférieur à 100 et à fortiori inférieur à $50/mm^3$) de développer une autre infection opportuniste en différant le traitement antirétroviral (170,171).

Trois vastes études prospectives ont étudié la morbi-mortalité chez les patients infectés par le VIH avec une tuberculose au diagnostic, randomisés dans un groupe traitement précoce et dans un autre traitement différé.

Abdool Karim *et al.* ont inclus 642 patients infectés par le VIH, avec moins de 500 lymphocytes T $CD4^+$ présentant une tuberculose. Tous les patients recevaient un traitement antituberculeux conventionnel et une prophylaxie anti pneumocystose. Ils étaient ensuite randomisés en trois groupes : le premier groupe recevait le traitement antirétroviral dans les 4 semaines après l'introduction du traitement antituberculeux, le deuxième dans les 4 semaines après la première phase de quadrithérapie et le troisième dans le 4 semaines suivant la fin du traitement antituberculeux. Les patients dans les deux premiers groupes étaient regroupés pour l'analyse sous le terme « thérapie intégrée » alors que ceux du troisième groupe étaient appelés « thérapie séquentielle ». Le taux de décès était de 5,4 décès pour 100 patients-année dans le groupe « thérapie intégrée » versus 12,1 décès pour 100 patients-année dans le groupe « thérapie séquentielle » (p=0,003). Ces résultats étaient similaires lors de l'analyse en sous-groupe avec une limite à un taux de lymphocytes T CD4$^+$ à 200/mm3. Un IRIS était observé chez 12,4% des patients du groupe « thérapie intégrée » versus 3,8% des patients du groupe « thérapie séquentielle » (p<0,001). Cependant, aucune adaptation thérapeutique n'avait été nécessaire et aucun décès n'était lié à la survenue d'un IRIS (172).

Havlir *et al.* ont inclus 809 patients infectés par le VIH, avec un taux de lymphocytes T CD4$^+$ inférieur ou égal à 250/mm^3, randomisés dans 2 groupes « introduction précoce » (dans les 2 semaines après l'introduction du traitement antituberculeux) et « introduction tardive » (entre 8 et 12 semaines après l'introduction du traitement antituberculeux). Le pourcentage de patients décédés ou ayant présenté une nouvelle infection opportuniste de stade C était similaire dans les deux groupes : 12,9% versus 16,1% dans les groupes respectifs « introduction précoce » et « introduction tardive » (p=0,45). Par contre, l'analyse ne concernant que les patients dont le taux de lymphocytes T CD4$^+$ était inférieur à 50/mm^3 montrait une nette diminution du risque chez les patients du groupe « introduction précoce » : 15,5% versus 26,6% (p=0,02). De même que dans l'étude précédente, la survenue d'IRIS était plus fréquente dans le groupe « introduction précoce » (11 versus 5%, p=0,002). Aucun décès n'était lié à la survenue de l'IRIS (173).

Enfin, Blanc *et al.* ont inclus 661 patients infectés par le VIH, avec un taux de lymphocytes T CD4$^+$ inférieur à 200/mm^3, randomisés en deux groupes, selon le même schéma que l'étude de Havlir *et al.* La survie était meilleure chez les patients inclus dans le groupe « introduction précoce » que chez les patients du groupe « introduction tardive » (p=0,004). Le risque d'IRIS était nettement supérieur dans le groupe « introduction précoce » (hazard ratio 2,51 avec intervalle de confiance à 95% 1,78-3,59 ; p<0,001). Six décès étaient directement liés à l'IRIS, tous survenant chez des patients du groupe « introduction précoce ». Cependant, la survenue d'un IRIS n'était pas associée à la mortalité en analyse multivariée (174).

Ces données récentes semblent supporter l'idée qu'un début précoce du traitement antirétroviral, y compris chez les patients les plus immunodéprimés, était bénéfique sur la morbi-mortalité. Cependant, les tuberculoses constatées dans ces essais étaient essentiellement des tuberculoses pulmonaires. Le pronostic de cette localisation est le plus souvent bon et une majoration des images pulmonaires au cours d'un IRIS est rarement source d'une défaillance vitale comme peuvent l'être la ré augmentation en taille de tuberculomes intracérébraux. Ainsi, une étude randomisée sur le meilleur délai d'introduction du traitement antirétroviral, comparant 1 semaine versus 8 semaines de délais chez 253 patients présentant une tuberculose neuro-méningée avait montré l'absence de différence en terme de mortalité mais un nombre significativement plus important de complications dans le groupe « introduction précoce » (175).

1.3.4.2 Traitements « spécifiques » de l'IRIS : quid des corticoïdes ?

La place de la corticothérapie générale au cours de l'IRIS a été étudiée dans un essai randomisé contrôlé contre placebo dans lequel ont été inclus 110 patients présentant un IRIS (176). Le schéma de la corticothérapie était : 1,5mg/kg/jour d'équivalent prednisone pendant 2 semaines, puis 0,75mg/kg/jour pendant 2 semaines. La dose initiale élevée était justifiée par le caractère inducteur enzymatique de la rifampicine. La corticothérapie permettait :
- une diminution du nombre de jours d'hospitalisation nécessaire,
- une résolution plus rapide des symptômes cliniques et une amélioration radiologique plus rapide,

- une amélioration de la qualité de vie et de l'état général mesuré selon l'indice de Karnofsky.

1.3.5 Hypothèses physiopathologiques

1.3.5.1 Acteurs cellulaires

La réascension des lymphocytes T CD4$^+$ et la constatation de la repositivation de la réaction intradermique à la tuberculine au cours de l'IRIS ont naturellement orienté les recherches vers l'étude des sous-populations lymphocytaires T.

Indépendamment de la survenue d'un IRIS, l'introduction du traitement antirétroviral avait déjà été décrite comme associée à la restauration de l'homéostasie lymphocytaire T CD4$^+$, concomitante de la diminution de la charge virale (177,178). Bourgarit *et al.* ont montré l'existence de populations lymphocytaires T productrices d'interféron-γ en réponse à une stimulation par des extraits mycobactériens, en proportion nettement supérieure chez les patients ayant présenté un IRIS, comparativement à ceux n'en ayant pas présenté (178). Les lymphocytes T analysés en cytométrie de flux exprimaient à leur surface plus de marqueurs d'activation (HLA DR notamment) chez les patients ayant présenté un IRIS par rapport à ceux n'en ayant pas présenté. Ces données ont été confirmées par la suite par d'autres travaux similaires (179,180). Les caractéristiques de cette population lymphocytaire T ont été récemment précisées : les lymphocytes T CD4$^+$ expriment un phénotype d'effecteur mémoire (CD4$^+$ CD45RA$^-$ CD27$^-$) activé (HLA DR$^+$). Ces lymphocytes produisaient en plus de l'interféron-γ du TNF-α. Bourgarit *et al.* ont également montré l'expansion d'une population lymphocytaire T particulière, exprimant un TCR γδ n'exprimant pas de récepteur KIR (*Killer Immunoglobulin-related receptor*) chez les patients chez qui un IRIS était observé (181). L'implication de ces sous-populations lymphocytaires reste tout de même imparfaitement comprise, comme l'attestent des résultats discordants à ceux présentés précédemment (182).

L'hypothèse d'un défaut de lymphocytes T régulateurs au cours de l'IRIS a également été émise par plusieurs travaux. Seddiki *et al.* ont montré l'expansion de lymphocytes T régulateurs (définis par le phénotype $CD4^+$ $CD25^+$ $CD127^{low}$ $FoxP3^+$) au cours de l'IRIS. Cependant, l'étude des fonctions suppressives de ces lymphocytes mettait en évidence une capacité fonctionnelle suppressive réduite ainsi qu'une capacité moindre de production de l'IL-10 (183). Ces données suggèrent que l'exacerbation de la réponse inflammatoire pourrait être en partie liée à un défaut qualitatif de cette population lymphocytaire T régulatrice.

Les acteurs de l'immunité innée ont également été impliqués dans la physiopathologie de l'IRIS. Les macrophages ont un rôle majeur dans l'infection mycobactérienne (184) mais également dans l'infection VIH. Ainsi, il a été montré qu'après avoir infecté le macrophage, le virus modifie l'expression d'une multitude de gènes induisant ainsi des dysfonctionnements cellulaires sévères (185,186). L'ensemble de ces données, soulignant l'importance de cette lignée cellulaire au cours de la coïnfection VIH-tuberculose, suggère fortement leur implication au cours de l'IRIS. D'une part, la précocité souvent observée de la survenue de l'IRIS par rapport à la réaugmentation du nombre de lymphocytes T $CD4^+$ évoque l'implication uniquement partielle de ces derniers et la nécessité de trouver d'autres acteurs responsables de cette réaction inflammatoire précoce. D'autre part, les macrophages des patients co-infectés par le VIH et la tuberculose présentent un comportement immuno-actif réprimé. Cette inhibition est clairement pathogène-induite et réversible sous traitement anti-infectieux (187). Au cours de l'IRIS, cette réversion peut s'exprimer de manière exagérée et induire une réaction inflammatoire excessive. La diminution brutale de la charge virale et le relargage d'antigènes viraux libres pourraient expliquer en partie cette levée d'inhibition, par la diminution de la stimulation antigénique et dès lors la diminution de l'expression aberrante de certains gènes (188). Un argument supplémentaire de la participation des macrophages à la physiopathologie de l'IRIS est la mise en évidence majoritaire de ces cellules sur une biopsie pulmonaire au sein d'un foyer de pneumonie organisée chez un patient ayant présenté un IRIS lié à une tuberculose (189).

1.3.5.2 <u>Cytokines engagées</u>

Les cytokines relarguées au cours de l'IRIS sont essentiellement des cytokines pro-inflammatoires : l'interféron-γ, le TNF-α et l'IL-6 sont les principales. Tadokera *et al.* (190) ont étudié les différentes cytokines au cours de l'IRIS : les cytokines proinflammatoires étaient nettement prédominantes chez les patients présentant un IRIS comparativement à ceux n'ayant pas présenté d'IRIS. Par contre, les cytokines Th2 comme l'IL-10 et l'IL-13 étaient diminuées au cours de l'IRIS. De même l'IL-18 et le CXCL-10, chimiokines attirant les polynucléaires neutrophiles, sont également augmentées au cours de l'IRIS, suggérant le rôle important de ces cellules au cours de cette réaction inflammatoire (190,191). Les taux sériques des cytokines inflammatoires étaient nettement abaissés chez les patients recevant une corticothérapie pour l'IRIS.

L'étude de ces cytokines est particulièrement importante car elle peut ouvrir la voie à des recherches complémentaires, notamment sur des thérapeutiques ciblées permettant de mieux contrôler l'exacerbation inflammatoire lorsqu'elle engage le pronostic vital.

1.4 Réactions paradoxales chez le sujet non infecté par le VIH

L'interaction entre *Mycobacterium tuberculosis* et l'homme est complexe et exprime un équilibre entre une réponse inflammatoire du système immunitaire de l'hôte et les mécanismes d'échappement du bacille. Ainsi, la mise en place d'un traitement antituberculeux peut lever cette immunodépression induite par le bacille vivant et restaurer la réponse immunitaire innée et adaptative contre le pathogène. Ce principe, observé et décrit chez les patients infectés par le VIH, est également décrit chez les patients non infectés par le VIH, et appelé « réaction paradoxale ». Ces réactions paradoxales ont été décrites dès le début des années 1970 devant l'augmentation en taille d'adénopathies, le plus souvent cervicales, chez des patients traités pour une tuberculose ganglionnaire ou pulmonaire (192-194). Les mêmes réactions avaient également été constatées dans d'autres infections mycobactériennes, en particulier au cours de la lèpre (195,196).

La reconstitution immunitaire à l'origine de la réaction paradoxale est illustrée par de nombreuses observations rapportées où la réaction intradermique à la tuberculine, initialement négative, redevient positive et parfois phlycténulaire. Cette observation a l'avantage de mettre en évidence la restauration des fonctions lymphocytaires T, l'IDR étant basée sur la réaction lymphocytaire T à l'antigène tuberculeux (197). Par extension, on peut concevoir que cette restauration immunitaire puisse se produire dans n'importe quel organe infecté, de l'adénopathie tuberculeuse au système nerveux central.

Des réactions paradoxales ont été décrites au décours de l'accouchement. En effet, la grossesse s'accompagne de modifications physiologiques de la réponse immunitaire, avec mise en place d'un état de « tolérance » avec augmentation de la réponse Th2 et de la production de molécules régulatrices du complément, notamment le CD46 (198). Le retour à la normale des différents mécanismes de réponse immunitaire au décours de l'accouchement permet la réponse contre le bacille tuberculeux, permettant la repositivation de l'intradermo réaction à la tuberculine (199), et l'apparition de symptômes en rapport avec l'infection dans les 10 jours suivant l'accouchement (198).

De nombreux cas de réaction paradoxale ont été décrits au décours de traitements par anti-TNFα. En effet, l'effet immunologique de ces biothérapies est de réduire considérablement le taux circulant de TNFα, cytokine pro-inflammatoire majeure dans la réponse immunitaire anti *Mycobacterium tuberculosis*. Il existe donc une susceptibilité accrue désormais bien démontrée de tuberculose-maladie chez les patients recevant cette biothérapie. La mise en route du traitement antituberculeux, associée à l'arrêt, au moins temporaire, des anti-TNFα au moment du diagnostic de tuberculose, est donc une situation à risque de rebond inflammatoire où se produit une réaction paradoxale (200–202). réactions Les autres situations d'immunosuppression iatrogènes sont également pourvoyeuses de paradoxales, notamment au cours des traitements immunosuppresseurs en prévention des rejets de greffe (203) ou lors des allogreffes de cellules souches hématopoïétiques.

1.4.1 Etat de la littérature

Les données de la littérature concernant les facteurs de risque de survenue des réactions paradoxales sont rares.

En effet, les formes extra pulmonaires sont plus fréquemment associées à la survenue de réactions paradoxales, et notamment les formes ganglionnaires et neurologiques (202). Les stigmates biologiques reflétant de manière indirecte l'immunodépression de l'hôte sont associés à la survenue d'une réaction paradoxale. Ainsi, la lymphopénie initiale semble être un facteur de risque de réaction paradoxale : dans l'étude de Cheng *et al.*, le taux de lymphocytes au diagnostic était mesuré à 672/mm^3 chez les patients ayant fait une réaction paradoxale, comparativement à 1328/mm^3 chez les patients sans réaction paradoxale (p<0,001). De même, la variation du taux de lymphocytes était un facteur de risque dans ce travail, plus importante chez les patients ayant présenté une réaction paradoxale que chez ceux indemnes de réaction paradoxale (627 vs. 225/mm^3, p<0,05)(204).

2 OBJECTIFS DE L'ETUDE

Les objectifs de cette étude étaient de :

- décrire les caractéristiques épidémiologiques, cliniques, biologiques, radiologiques, anatomopathologiques et microbiologiques des patients non infectés par le VIH traités pour une tuberculose extra-pulmonaire,

- décrire les caractéristiques cliniques, biologiques et radiologiques des réactions paradoxales survenant sous traitement antituberculeux,

- décrire l'évolution des réactions paradoxales à long terme et leur prise en charge thérapeutique,

- déterminer des facteurs prédictifs de survenue d'une réaction paradoxale en comparant les groupes de patients ayant et n'ayant pas fait de réaction paradoxale.

3 PATIENTS ET METHODES

3.1 Sélection des patients

Nous avons réalisé une étude rétrospective monocentrique dans le service de médecine interne de l'Hôpital Européen Georges Pompidou à Paris. Les patients étaient sélectionnés par le codage PMSI « tuberculose » indiqué comme diagnostic principal ou secondaire entre le 1er janvier 2000 et le 31 décembre 2010.

Les critères d'inclusions étaient :
- Patients de plus de 18 ans
- Diagnostic de tuberculose avec au moins une localisation extra pulmonaire, documentée sur le plan microbiologique (examen direct ou cultures) et/ou sur les données anatomo-pathologiques (mise en évidence de lésions granulomateuses avec infiltrat de cellules géantes et nécrose caséeuse) sur au moins un échantillon.
- Données suffisantes disponibles dans le dossier électronique ou papier.

Le seul critère d'exclusion était l'infection VIH évolutive.

Le diagnostic de réaction paradoxale était retenu sur les critères suivants :
- dégradation des symptômes initiaux ou apparition de nouveaux symptômes après le début du traitement antituberculeux
- après une amélioration initiale après le début du traitement antituberculeux
- absence de tuberculose active, documentée par la positivité des cultures au moment de la réaction paradoxale
- absence d'échec thérapeutique, par mauvaise observance ou souche multirésistante

ou modification de la pharmacocinétique du traitement antituberculeux, notamment par une malabsorption digestive

Une fièvre isolée n'était pas considérée comme une réaction paradoxale.

3.2 Données collectées

Les données étaient collectées à l'aide d'un formulaire de recueil de données standardisé, à partir de la base informatique de l'hôpital, contenant tous les comptes rendus d'hospitalisation et de consultation, ainsi que les données biologiques et radiologiques. Le dossier papier était consulté si besoin en cas de données manquantes. Les données mycobactériologiques et histologiques ont été vérifiées auprès des laboratoires respectifs. Les données suivantes étaient collectées : âge, sexe, origine ethnique, antécédents médicaux principaux (c'est à dire l'immunodépression quelqu'en soit la cause, l'insuffisance rénale chronique, le diabète, l'intoxication éthylique et la néoplasie), la date de survenue des symptômes et du diagnostic de tuberculose et les différentes atteintes de la tuberculose. Les données recueillies concernant le traitement étaient : le type et la durée du traitement antituberculeux, l'utilisation éventuelle des corticoïdes, l'observance thérapeutique et la survenue d'effets secondaires. L'évolution était définie par :

- rémission complète : absence de signes cliniques, biologiques et radiologiques de tuberculose
- stade séquellaire : existence de signes cliniques et/ou biologiques et/ou radiologiques sans argument pour une évolutivité de la tuberculose mais avec une séquelle d'une lésion initiale.

Les données spécifiques concernant les réactions paradoxales étaient : la date de survenue, la localisation (identique à la localisation initiale de la tuberculose ou nouveau site), le traitement (corticoïdes, ponction ganglionnaire, drainage chirurgical, ou abstention thérapeutique) et l'évolution finale.

3.3 Analyse statistique

Les données sont présentées en médiane avec interquartiles (Q1-Q3) pour les variables continues et en pourcentage avec intervalle de confiance à 95%

pour les variables qualitatives. L'incidence (avec intervalle de confiance à 95%) des réactions paradoxales était calculée selon la méthode de Kaplan-Meier et stratifiée selon les différentes caractéristiques de la tuberculose (chaque variable étant codée en variable binaire oui/non). Pour les variables quantitatives, le seuil retenu était le premier quartile. Les différentes classes étaient comparées à l'aide d'un log-rank test.

4 RESULTATS

4.1 Caractéristiques des 76 patients (Table 1)

La recherche informatique par le PMSI a permis de sélectionner 174 patients, parmi lesquels 76 ont pu être inclus selon les critères d'inclusion préalablement définis. Les patients restant étaient exclus pour les raisons suivantes :
- 41 cas de tuberculose non confirmée.
- 19 patients ne présentant pas de tuberculose active, la tuberculose n'étant qu'un antécédent médical.
- 38 cas de tuberculose pulmonaire isolée.

L'âge médian des patients inclus était de 40 ans (IQR : 30-55) et le sex ratio femme/homme était de 1,2. Les patients étaient d'origine européenne dans 15 cas (20%), indienne dans 22 cas (29%), nord-africaine dans 8 cas (11%) ; 20 (26%) étaient originaires d'Afrique subtropicale et 5 (7%) d'Asie du Sud-est. L'origine ethnique n'était pas disponible chez 6 patients. Une immunodépression préexistante était mise en évidence chez 15 (20%) patients (insuffisance rénale [n=4], néoplasie active [n=4], diabète [n=3], intoxication éthylique chronique [n=2], ou traitement par anti-TNF-alpha [n=2]). Les différentes localisations de la tuberculose sont représentées dans la **figure 1**. L'atteinte extra-pulmonaire était ganglionnaire dans 55 cas (72%), pleurale dans 12 cas (16%), péritonéale dans 12 cas (16%), osseuse dans 7 cas (9%), hépatique dans 6 cas (8%), péricardique dans 6 cas (8%), digestive dans 5 cas (7%), neurologique centrale dans 4 cas (5%) et urogénitale dans 1 cas (1%). Une atteinte parenchymateuse pulmonaire était présente simultanément chez 22 (29%) patients. L'atteinte ganglionnaire concernait essentiellement les chaines médiastinales (51%) et cervicales (40%).

L'examen direct par la coloration de Ziehl-Neelsen était positif dans 14/71 (20%) cas : 5 tubages gastriques, 3 expectorations, 3 biopsies ganglionnaires, 1 abcès et 1 prélèvement d'ascite. *Mycobacterium tuberculosis* était mis en évidence en culture dans 43/64 (67%) cas. Une seule souche de *Mycobacterium tuberculosis* n'était pas sensible à tous les antibiotiques et résistante à la streptomycine. Les sites biopsiés pour preuve histologique étaient les adénopathies dans 25 cas, le péritoine dans 5 cas, le tube digestif dans 4 cas, la plèvre, l'os et le péricarde dans 3 cas pour ces sites, et le foie dans 2 cas. L'examen anatomopathologique montrait des granulomes dans 45/53 (85%) prélèvements, associés à de la nécrose caséeuse dans 36/51 (71%) cas.

Un traitement antituberculeux par quadrithérapie (INH, RMP, ETH, PZA) pendant deux mois et bithérapie (INH et RMP) pendant 4 mois [selon les recommandations internationales (14)] était prescrit chez 63/76 patients (83%). Le schéma associant une trithérapie (INH, RMP et ETH) pendant 3 mois suivie d'une bithérapie (RMP et INH) pendant 6 mois était prescrite chez 7 (9%) patients. Un fluoroquinolone (moxifloxacine) était prescrite dans 5 cas. La durée médiane de traitement était de 9 mois (IQR : 6-11). Le suivi médian était de 15 mois (IQR : 8-28). Parmi les 67 patients ayant été suivis pendant au moins 6 mois, la tuberculose était guérie chez 65 (97%) d'entre eux, dont 5 présentaient des séquelles (1 cas de douleurs rachidiennes persistantes, 1 émoussement pleural persistant, 1 cas avec adénopathies persistantes et 1 patient avec une paraparésie). Un patient, non compliant au traitement antituberculeux, présentait des lésions stables. Une patiente, suivie pour une méningite tuberculeuse, développa une hydrocéphalie tétra-ventriculaire et décéda des conséquences de l'hypertension intracrânienne après 2 mois de traitement. Cinq autres patients sont décédés de cause sans lien avec la tuberculose.

4.2 Description des réactions paradoxales

Les principales caractéristiques des réactions paradoxales survenues chez les patients inclus dans l'étude sont décrites dans la **table 2**. Une réaction paradoxale est survenue chez 19 (25%) patients pendant ou après le traitement antituberculeux. Le délai moyen de survenue était de 86 jours (IQR : 36-125, écart : 7-307) après le début du traitement. Une fièvre était observée dans 12/19 (63%) cas. La réaction paradoxale touchait le même système que lors du diagnostic initial de tuberculose chez 16 (84%) patients, touchait un nouvel organe (y compris du même système, c'est à dire par exemple un autre ganglion que celui ou ceux précédemment atteints) dans 5 cas, et provoquait une aggravation des lésions précédemment constatées dans 13 (68%) cas. Une augmentation en taille des adénopathies était observée chez 13 (68%) patients : sur le même site dans 7 cas, sur une nouvelle chaine ganglionnaire non précédemment atteinte uniquement dans 3 cas et sur les 2 conditions dans 3 cas. Les autres sites de réaction paradoxales étaient : le poumon (n=3, 16%), le péricarde, la plèvre et l'os (n=2, 11% chacun), le cerveau, le foie, l'ovaire, le muscle psoas et les muscles paravertébraux (n=1, 5% chacun).

Les corticoïdes étaient prescrits chez 9/19 (47%) patients à une dose médiane de 0,5 (IQR : 0,05-1) mg/kg/jour. La durée du traitement antituberculeux était allongée chez 4 (21%) patients d'une durée médiane de 3 (IQR : 0,5-4,5) mois. Un traitement local était effectué chez 11 (58%) patients : 5 aspirations à l'aiguille d'une adénite paradoxale, 4 drainages chirurgicaux (3 adénites paradoxales et 1 abcès du psoas) et 2 adénectomies. Cinq patients n'ont pas reçu de traitement spécifique de leur réaction paradoxale.

Une rechute de réaction paradoxale survenait au moins 1 fois chez 4 patients (maximum 3 rechutes observées), mais une guérison complète était constatée chez 18/19 (95%) patients après une durée médiane de 2 (1-7) mois. Un patient présentant une augmentation paradoxale d'un tuberculome intramédullaire présenta une paraplégie persistant malgré la guérison de la tuberculose.

4.3 Marqueurs associés à la survenue de réactions paradoxales

L'étude des marqueurs associés à la survenue d'une réaction paradoxale est présentée dans la **table 3**. Aucune association n'était notée entre la survenue d'une réaction paradoxale et l'âge, le sexe, l'origine ethnique et les antécédents médicaux, notamment la prise d'un traitement immunosuppresseur, l'existence d'une documentation microbiologique de la tuberculose. L'atteinte ganglionnaire tuberculeuse périphérique initiale était associée à la survenue d'une réaction paradoxale (p=0,009). Une lymphopénie (< 1000 lymphocytes /mm^3) et une anémie (hémoglobine <10.5 g/dl) étaient statistiquement associées à la survenue d'une réaction paradoxale (p=0,03 et p=0,002, respectivement). Le statut final était similaire chez les patients ayant présenté et n'ayant pas présenté une réaction paradoxale.

5 DISCUSSION

Notre étude permet de retenir les messages cliniques suivants :
- la survenue d'une réaction paradoxale au cours du traitement d'une tuberculose avec atteinte extra-pulmonaire chez un patient non infecté par le VIH n'est pas rare.
- Une atteinte ganglionnaire périphérique, une lymphopénie et une anémie sont associées à la survenue d'une réaction paradoxale.
- Le pronostic d'une réaction paradoxale est le plus souvent excellent, sauf en cas d'atteinte du système nerveux central.

Cheng et al. ont, dans une étude observationnelle récente, observé une faible prévalence des réactions paradoxales (2,4%) chez les patients non-infectés par le VIH présentant une tuberculose pulmonaire (205). En revanche, la prévalence des réactions paradoxales dans les études incluant des patients présentant une tuberculose extra pulmonaire est généralement plus élevée et évaluée de 8 à 50% (154,206–209). Cette hétérogénéité des résultats publiés s'explique par les différentes populations de patients inclus dans ces travaux. Ainsi, Breen et al ont rapporté une série de 50 cas de patients suivi pour une tuberculose (19 cas de tuberculose pulmonaire, 15 cas d'atteinte ganglionnaire, 8 cas d'atteinte neurologique centrale, 4 tuberculoses pleurales, 6 tuberculoses disséminées et 4 avec une atteinte non précisée) et notaient 5 cas (soit 10%) de réactions paradoxales, survenant après une durée médiane de 87 (23-157) jours (154). Dans une autre série de 137 patients consécutifs non infectés par le VIH, chez qui était diagnostiquée une tuberculose, 11 (8%) réactions paradoxales étaient observées (4 patients avaient antérieurement une tuberculose extrapulmonaire isolée – dont 3 ganglionnaires - et 7 patients une tuberculose disséminée) après un délai médian de 107 jours. Par contre, cette fréquence des réactions paradoxales augmente considérablement lorsqu'on considère uniquement les patients présentant une tuberculose ganglionnaire. Ainsi, dans la série rapportée par Hawkey *et al.*, 25 patients présentaient une réaction paradoxale parmi 109 cas de tuberculose ganglionnaire (207). Les données sont beaucoup plus éparses concernant l'incidence des réactions paradoxales des tuberculoses du système nerveux central. Parmi 121 cas de tuberculomes intracerebraux rapportés par Teoh *et al.*, 10 (8%) devenaient symptomatiques sous traitement antituberculeux (210). Dans une revue de cas rapportés de réactions paradoxales incluant 122 patients traités pour une tuberculose, l'atteinte neurologique centrale était la localisation tuberculeuse initiale dans 52 (43%) cas, alors que l'atteinte parenchymateuse pulmonaire était observée au diagnostic dans 19 (16%) cas et l'atteinte ganglionnaire périphérique dans seulement 5 (4%) cas (206). Parmi les 52 atteintes neurologiques centrales, 23 patients présentaient une méningite tuberculeuse isolée, 22 une méningite associée à une atteinte tuberculeuse extra-neurologique, 5 des tuberculomes intracérébraux et 2 patients avaient une atteinte de la moelle spinale. Dans ce même travail, les réactions paradoxales se localisaient dans 52 cas au système nerveux central, dans 44 cas au système respiratoire (avec survenue d'un épanchement pleural de novo dans 30 cas) et dans 5 cas au système ganglionnaire avec la réaugmentation en taille d'adénopathies pré-existantes dans 2 cas et l'apparition de nouvelles adénopathies dans 3 cas. Il existait probablement dans ce travail un biais de publication car la prévalence des adénites paradoxales y était particulièrement faible. Dans notre étude, l'atteinte ganglionnaire périphérique tuberculeuse initiale était associée à la survenue d'une réaction paradoxale, mais trop peu de patients ayant une localisation neurologique centrale tuberculeuse initiale ont été inclus, ce qui empêche de conclure sur le potentiel risque accru de réactions paradoxales pour cette localisation

Dans notre étude, 5 réactions paradoxales sur 19 (26%) survenaient dans une localisation précédemment indemne de tuberculose. Cette constatation est cohérente avec les observations précédemment rapportées puisque Cheng *et al.*

avaient rapporté 31 cas de réactions paradoxales survenant sur un site précédemment indemne parmi 122, soit 25% (206). L'analyse selon la localisation des réactions paradoxales révélait que la proportion de réactions en nouveau site était de 8/60 (13,3%) dans le système nerveux central, mais que cette proportion était plus élevée dans les autre systèmes, notamment respiratoire (10/44, 22,7%), ganglionnaire (3/5, 60%) ou cutanée (100% de nouvelles lésions). Dans l'étude de Hawkey *et al.*, 18 cas parmi les 27 adénites paradoxales concernaient le site initial de diagnostic de la tuberculose, soit 33% de réactions paradoxales touchant des organes initialement indemnes.

Nous avons observé une plus grande incidence des réactions paradoxales chez les patients présentant une anémie (définie par un taux d'hémoglobine inférieur à 10,5g/dL) au diagnostic de tuberculose. Cette constatation est cohérente avec les données précédemment publiées. En effet, Cheng *et al.* avaient rapporté dans leur étude ayant inclus 659 patients dont 16 réactions paradoxales un taux d'hémoglobine significativement plus bas chez les patients présentant une réaction paradoxale que chez ceux n'en présentant pas (11,2 vs. 14,1, p<0,001). L'anémie définie par un taux d'hémoglobine inférieur à 11g/dL était un facteur de risque de survenue d'une réaction paradoxale indépendant en analyse multivariée avec un odds ratio à 1,3 (IC95% 1,0 – 11,6). Cette association ne peut être attribuée au syndrome inflammatoire généré par l'infection au regard des taux de protéine C-Reactive constatés dans l'étude. L'anémie peut refléter l'atteinte médullaire tuberculeuse ou n'être que le témoin d'une comorbidité associée. Cependant, les causes d'anémie au cours de la tuberculose sont multiples. De façon intéressante, l'IL-10 a été décrite comme jouant un rôle important dans le développement d'une anémie chronique lors des affections inflammatoires chroniques (211). L'IL-10 est une cytokine Th2 d'action anti-inflammatoire et joue un rôle important dans l'interaction immunitaire entre le bacille et l'hôte, en diminuant l'intensité de la réponse de l'hôte contre *Mycobacterium tuberculosis*. Une hypothèse pourrait être que les patients qui vont développer une réaction paradoxale ont une « tolérance » du bacille plus importante, induite par les cytokines anti-inflammatoires, et que la levée de cette tolérance par le traitement antituberculeux favorise la survenue d'une réaction paradoxale. Ainsi, ces taux plus élevés d'IL-10 favoriseraient l'installation d'une anémie chronique, constatée au diagnostic de la tuberculose.

De même, une lymphopénie au diagnostic était plus souvent constatée chez les patients présentant une réaction paradoxale que chez les patients sans réaction paradoxale. Cette observation avait déjà été rapportée (204,205). Cheng *et al.* avaient ainsi montré que les patients chez qui survenait un réaction paradoxale avaient un taux moyen de lymphocytes avant la mise en route du traitement antituberculeux à 672±315/mm^3 alors que les patients n'ayant pas présenté de réaction paradoxale par la suite avaient un taux moyen de lymphocytes à 1328±467/mm^3 (p<0,001). Par contre, dans cette même étude, le taux moyen de lymphocytes au moment de la survenue de la réaction paradoxale était identique dans les deux groupes de patients (1261±656 vs. 1252±432/mm^3), le taux de lymphocytes chez les patients n'ayant pas présenté de réaction paradoxale ayant été mesuré à 2 mois de l'instauration du traitement antituberculeux (205). Dans un autre travail de Cheng *et al.*, une lymphopénie inférieure à 800/mm^3 était un facteur de risque indépendant de survenue d'une réaction paradoxale avec un odds ratio à 2,3 (1,1 – 19,8). Cependant, cette constatation reste controversée comme l'attestent les résultats négatifs de quatre autres études publiées (205,207,209,212). De façon intéressante, Jung *et al.* ne retrouvaient pas le rôle prédictif d'une lymphopénie au diagnostic pour la survenue d'une réaction paradoxale mais avaient mis en évidence des caractéristiques cytologiques de l'épanchement pleural tuberculeux significativement associées à la survenue d'une réaction paradoxale. Ainsi, la lymphocytose du liquide pleural des patients ayant présenté une réaction paradoxale était significativement moins élevée chez les patients qui allaient présenter une réaction paradoxale (75,3 vs. 83,7% du taux global de leucocytes dans le liquide pleural, p=0,04). De même, un taux de lymphocytes inférieur à 90% et un taux de polynucléaires neutrophiles supérieur à 15% dans le liquide pleural étaient significativement associés à la survenue d'une réaction paradoxale avec des odds ratio respectifs à 2,639 (IC95% 1,157-6,019) et 2,820 (IC95% 1,238-6,424). L'association de ces deux caractéristiques cytologiques était encore plus fortement associée à la survenue d'une réaction paradoxale avec un odds ratio à 3,153 (IC95% 1,345-7,391) (212). Cette lymphopénie peut être le reflet de l'immunodépression induite par le bacille au cours de l'infection de l'hôte et ainsi « prédire » l'importance de la restauration immunitaire sous traitement antituberculeux, par analogie à l'IRIS du patient infecté par le VIH. Une lymphopénie T CD4 est fréquemment rencontrée au cours de la tuberculose, notamment dans les formes extra pulmonaires ou les formes pulmonaires étendues (213–215), suggérant que cette donnée biologique puisse être considérée comme un marqueur de sévérité de la maladie. Par ailleurs, Jones *et al.* ont rapporté l'association entre lymphopénie et anémie, tous deux marqueurs de la sévérité de la tuberculose, et donc probablement de l'immunodépression induite par le bacille (213).

Dans notre étude, le taux de monocytes au diagnostic de tuberculose était similaire dans les deux groupes de patients. Notons que Hawkey *et al.* avaient montré que le taux de monocytes était significativement plus élevé au diagnostic de tuberculose chez les patients ayant présenté une réaction paradoxale que chez les patients n'en ayant pas présenté (0,7 vs. 0,5 G/L, p=0,02) (207). Toutefois, ces données n'ont pas été confirmées par la suite.

L'évolution des patients ayant présenté une réaction paradoxale était le plus souvent favorable dans notre étude. Cette donnée est concordante avec celles précédemment rapportées puisque le taux de rémission complète après réaction paradoxale était de 77,9% dans la revue de la littérature de Cheng *et al.* (206). Cependant, le patient ayant présenté un élargissement d'un tuberculome intramédullaire a gardé des troubles moteurs sévères séquellaires. L'atteinte neurologique centrale fait tout le pronostic des réactions paradoxales par les complications mécaniques qu'elles peuvent provoquer : hypertension intracrânienne, cécité par atteinte opto-chiasmatique, apparition de signes neurologiques focaux... (206,228,229). Celle-ci peut se présenter sous de multiples formes mais l'apparition ou l'augmentation en taille de tuberculomes sont les plus décrites. Alors qu'ils sont présents chez 1% des patients chez qui est diagnostiquée une tuberculose, et jusqu'à 30% des patients avec une tuberculose méningée (216,217), plus de 50 cas de tuberculomes intracérébraux apparaissant ou augmentant en taille sous traitement antituberculeux ont été rapportés dans la littérature. Dans une série de 121 patients présentant un ou des tuberculomes intracérébraux au diagnostic, 10 (8%) devenaient symptomatiques sous traitement antituberculeux, après une durée médiane de 3,7 mois (210). Ces données ont été par la suite confirmées par la série rapportée par Afghani *et al.*, qui distinguait parmi 41 cas de réactions paradoxales du système nerveux central l'apparition sous traitement chez 17 patients et la progression sous traitement de lésions préexistantes dans les 24 autres cas (218). Les lésions peuvent être sous ou sus-tentorielles, sans prédilection de localisation. La corticothérapie, dont l'utilisation dans les formes neurologiques centrales est désormais recommandée systématiquement (15), est alors utilisée sous forme de dexaméthasone à visée anti-oedemateuse, permettant de lutter contre les signes d'hypertension intracrânienne. Dans la série de Nicolls *et al.* parmi 27 cas de patients présentant des tuberculomes cérébraux paradoxaux ayant reçu une corticothérapie systémique, une rémission complète clinique et radiologique était observée chez 10 patients (37%) alors qu'une amélioration clinique et/ou radiologique était constatée chez les autres patients sauf 2 (1 décès et 1 patient asymptomatique) (219).

Le traitement des réactions paradoxales reste controversé. La réaction paradoxale est décrite comme un phénomène transitoire, évoluant favorablement spontanément, sans lien avec un éventuel échec du traitement. Cependant, certaines formes neurologiques peuvent engager le pronostic vital ou fonctionnel de certains patients. En effet, comme nous l'avons vu, la ré-expansion en taille de tuberculomes cérébraux peut provoquer une hypertension intracrânienne et des lésions neurologiques focales parfois irréversibles. De même la formation paradoxale de lésions parenchymateuses pulmonaires florides peut parfois conduire à un état d'insuffisance respiratoire aigue. Le caractère inflammatoire de ce phénomène a ainsi conduit naturellement à l'utilisation des corticostéroïdes au cours des réactions paradoxales, comme au cours de l'IRIS. Leur efficacité est ainsi rapportée dans la littérature (220,221). Cependant, aucune étude contrôlée n'a jamais été réalisée et ne permet pas de répondre à cette question. Il existe certainement un biais de sélection, les patients présentant les réactions paradoxales les plus sévères se voyant prescrire plus souvent des corticoïdes. Le recours à une corticothérapie systémique au cours des réactions paradoxales est décrit avec une fréquence de 35 à 50% (204,206,207). Hawkey *et al.* ont rapporté que la corticothérapie générale ne diminuait pas la durée de la réaction paradoxale dans les tuberculoses ganglionnaires (207). En dehors de l'atteinte neurologique centrale précédemment discutée, il n'existe aucun rationnel solide dans la littérature permettant l'usage des corticoïdes de manière systématique au cours des réactions paradoxales. En effet, bien que n'altérant pas l'efficacité du traitement antituberculeux, ceux-ci exposent aux complications fréquentes de cette classe thérapeutique (207). L'intensification avec succès du traitement anti-inflammatoire a également été rapportée, notamment par l'utilisation des anti-TNFα après échec de la corticothérapie générale (222,223). Cette utilisation, semblant contradictoire avec l'excès de risque rapporté de tuberculose sous traitement par anti-TNFα, repose en fait sur l'effet anti-inflammatoire majeur de ces biothérapies, permettant de maîtriser l'exacerbation inflammatoire des réactions paradoxales. Ces constatations cliniques sont confirmées par des données fondamentales mettant en évidence la diminution de l'activité antimycobactérienne des lymphocytes T CD8$^+$ sous traitement par antiTNFα (224). Ces thérapeutiques restent des traitements d'exception où le pronostic vital était engagé à très court terme pour les deux patients dont les cas sont rapportés. Cependant, l'utilisation de thérapeutiques adjuvantes immunomodulatrices au cours des formes sévères et/ou disséminées de tuberculose est discutée par certains auteurs (225) et devra être évaluée de manière plus précise dans l'avenir. La prise en charge des adénites tuberculeuses paradoxales doit prendre en compte la particularité du drainage. Le risque évolutif de ces adénites est la fistulisation et une cicatrisation parfois prolongée et inesthétique. La ponction et/ou le drainage chirurgical permet le plus souvent d'affaisser l'adénopathie en retirant du caséum, de diminuer la durée d'évolution en évitant la fistulisation et favorisant la cicatrisation (226,227). La réalisation d'une aspiration à l'aiguille, voire d'un drainage chirurgical, permet le plus souvent une cicatrisation dirigée des adénites paradoxales, permettant d'éviter une fistulisation à la peau ou une compression de contiguïté. Le recours aux différentes techniques de drainage est assez fréquemment rapporté dans la littérature, avec une fréquence de 50 à 60% environ selon les séries. Dans la série d'adénites tuberculeuses rapportée par Hawkey *et al.*, il existait une réduction de la durée de la réaction paradoxale chez les patients ayant subi un drainage de l'adénite paradoxale (durée médiane de 46 vs. 92 jours, p=0,10). L'efficacité de ces techniques n'a été rapportée que de manière isolée (207,226) et nécessite une évaluation par des essais contrôlés randomisés.

Les mécanismes physiopathologiques impliqués dans la survenue d'une réaction paradoxale restent très mal connus. Cette méconnaissance est liée à la complexité de l'interaction de *Mycobacterium Tuberculosis* avec le système immunitaire humain.

Les caractéristiques intrinsèques de *Mycobacterium Tuberculosis* ont été évaluées afin de déterminer si un/des génotype(s) étai(en)t préférentiellement impliqué(s) dans les réactions paradoxales. Les rares données publiées sont discordantes : alors que Van Crevel *et al.* ont montré la plus fréquente survenue de fièvre paradoxale sous traitement antituberculeux efficace chez les patients infectés par un génotype Beijing (213), Perrin *et al.* n'ont retrouvé aucune corrélation entre le génotype et la survenue d'une réaction paradoxale (214).

Notre étude a certaines limites, notamment son caractère rétrospectif, le faible effectif de patients inclus dans l'étude. Ceci doit rendre prudent quant à l'interprétation des facteurs prédictifs de survenue d'une réaction paradoxale. De plus, le caractère monocentrique, qui plus est d'un centre universitaire, peut constituer un biais de sélection des patients et ne pas représenter de manière parfaite la réalité de la population de patients traités pour une tuberculose.

6 CONCLUSION

La prévalence des réactions paradoxales au cours des tuberculoses extra-pulmonaires chez les patients non infectés par le VIH est importante. L'atteinte ganglionnaire périphérique, la lymphopénie et l'anémie présentes au diagnostic sont associées à la survenue plus fréquente d'une réaction paradoxale. L'utilisation des corticoïdes dans cette indication, de l'aspiration à l'aiguille ou du drainage chirurgical sont des options thérapeutiques qui doivent être évaluées par des essais contrôlés randomisés. L'évolution est le plus souvent favorable, en dehors des atteintes neurologiques centrales où les séquelles sont fréquentes.

7 TABLES

TABLE 1. Caractéristiques épidémiologiques, cliniques et biologiques avant mise en route du traitement antituberculeux des 76 patients inclus dans l'étude.

	N (%)
Symptômes généraux	
Fièvre	35 (46,1)
Amaigrissement	34 (44,7)
Sueurs nocturnes	17 (22,3)
Caractéristiques microbiologiques	
Culture positive	43 (67)
Examen direct positif	14 (19.7)
Caractéristiques biologiques	
Taux de lymphocytes, médiane (Q1-Q3) G/L	1440 (1000-2025)
Taux de monocytes, médiane (Q1-Q3) G/L	660 (435-880)
Taux d'hémoglobine, médiane (Q1-Q3) g/dL	11.9 (10.4-13.2)
CRP, médiane (Q1-Q3) g/L	23 (6.5-39.5)
Taux de gammaglobulines, médiane (Q1-Q3) g/L	25 (13-35)

Evolution*

Tuberculose guérie	65/67 (97)
Séquelles	5 (7,5)
Décès	1 (1,5)
Lésions stables	1 (1,5)

---

* Pour l'évolution, seules les données des patients pour lesquels le suivi était supérieur ou égal à 6 mois ont été prises en compte.

TABLE 2 – Principales caractéristiques des 19 patients ayant présenté une réaction paradoxale.

Caractéristique	N (%)
Localisation	
Ganglion	13 (68)
Initial	7 (54)
Nouveau	3 (23)
Initial et nouveau	3 (23)
Poumon	3 (16)
Péricarde	2 (11)
Plèvre	2 (11)
Os	2 (11)
Système nerveux central	1 (5)
Muscle	2 (5)
Foie	1 (5)
Ovaire	1 (5)
Délai de survenue, médiane (IQR) [écart], jours	86 (36-124.5) [7-307]
Traitement	
Corticoïdes	9/19 (47)
Durée de la corticothérapie, médiane (IQR), mois	4 (0.5-7.5)
Aspiration à l'aiguille	5/16 (31)

Drainage chirurgical	4/16 (21)
Adénectomie chirurgicale	2/16 (11)
Aucun	4 (21)
Durée de la réaction paradoxale, médiane (IQR), jours	60 (30-135)

TABLE 3 – Marqueurs associés à la survenue d'une réaction paradoxale selon les caractéristiques du patient et les manifestations initiales de la tuberculose.

		Taille de l'échantillon (%)	Survenue d'une réaction paradoxale % [IC 95%]	Log rank p-value
CARACTERISTIQUES EPIDEMIOLOGIQUES				
Sexe	Homme	34 (45)	22 [06-35]	0.30
	Femme	42 (55)	37 [18-52]	
Origine ethnique	Indien	22 (29)	41 [13-60]	0.71
	Autre	48 (71)	28 [13-40]	
Altération de l'état général	oui	47 (66)	33 [17-46]	0.63
	non	24 (44)	26 [03-43]	
Immunodépression	oui	17 (22)	20 [00-38]	0.48
	non	59 (78)	30 [16-41]	
CARACTERISTIQUES CLINIQUES				
Plus de deux localisations tuberculeuses	oui	48 (63)	29 [14-41]	0.88
	non	28 (37)	32 [08-50]	
Atteinte ganglionnaire	oui	56 (73)	29 [15-40]	0.87

	non	20 (27)	34 [04-55]	
Ganglion périphérique	oui	26 (35)	47 [24-64]	**0.009**
	non	48 (65)	19 [06-31]	
Ganglion médiastinal	oui	29 (38)	28 [10-43]	0.84
	non	47 (62)	32 [15-45]	
Ganglion abdominal	oui	16 (21)	13 [00-27]	0.18
	non	60 (79)	35 [20-47]	
Miliaire tuberculeuse	oui	7 (9)	31 [00-60]	0.95
	non	69 (91)	30 [17-41]	
Atteinte péritonéale	oui	13 (17)	18 [00-38]	0.40
	non	63 (83)	32 [18-44]	
Atteinte péricardique	oui	6 (8)	17 [00-42]	0.68
	non	70 (92)	31 [18-41]	
Atteinte pleurale	oui	11 (14)	18 [00-38]	0.46
	non	64 (86)	32 [18-43]	
Atteinte osseuse	oui	6 (8)	33 [00-62]	0.87
	non	69 (92)	29 [17-40]	
Atteinte du SNC	oui	5 (7)	2 [00-48]	0.79
	non	71 (93)	30 [18-41]	
Atteinte hépatique	oui	7 (9)	0 [00-01]	0.11
	non	69 (91)	33 [20-44]	
Atteinte digestive	oui	6 (8)	33 [00-62]	0.52
	non	70 (92)	29 [17-40]	
Atteinte pulmonaire	oui	22 (29)	42 [17-59]	0.12
	non	54 (71)	25 [10-37]	

CARACTERISTIQUES BIOLOGIQUES ET HISTOLOGIQUES				
Examen direct positif	oui	43 (65)	31 [15-44]	0.66
	non	23 (35)	32 [09-49]	
Nécrose caséeuse	oui	36 (71)	31 [13-46]	0.96
	non	15 (29)	31 [00-52]	
IDR positive	oui	17 (89)	33 [04-53]	0.39
	non	2 (11)	05 [00-88]	
Lymphocytes <1 G/L*	oui	17 (89)	49 [14-69]	**0.03**
	non	52 (11)	21 [09-33]	
Monocytes <0.8 G/L*	oui	14 (25)	16 [00-34]	0.36
	non	51 (75)	28 [14-41]	
Hémoglobine <10,5 g/dL*	oui	20 (27)	55 [24-73]	**0.002**
	non	55 (73)	19 [07-30]	
CRP >10 mg/L	oui	46 (72)	32 [16-45]	0.44
	non	18 (28)	17 [00-33]	

IC 95% : intervalle de confiance à 95% ; SNC : système nerveux central ; IDR : intra-dermo réaction à la tuberculine ; CRP : C-réactive protéine.

* la valeur choisie correspond au premier quartile de la distribution de la variable

Les valeurs sur imprimées en gras désignent les valeurs considérées comme statistiquement significatives.

8 FIGURES

FIGURE 1 – Localisation de la tuberculose chez les 76 patients inclus

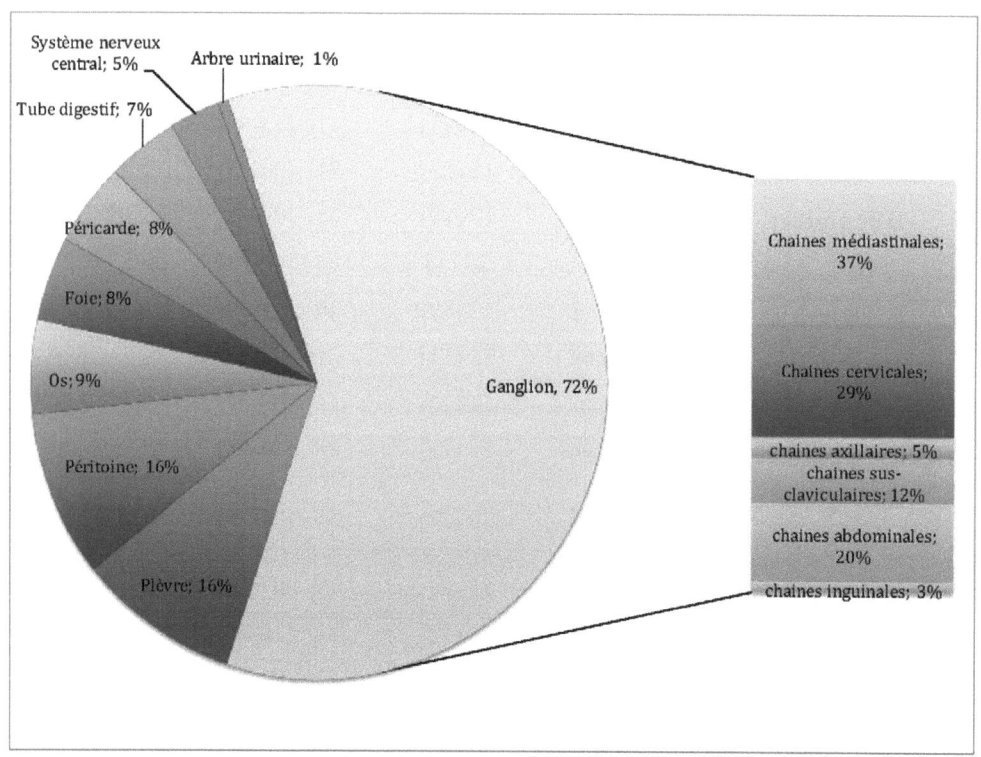

dans l'étude.

N.B. : La somme des pourcentages est supérieure à 100% car certains patients présentaient plusieurs atteintes simultanées.

9 REFERENCES

1. World Health Organisation. Global Tuberculosis Control 2010. 2011.

2. Tortoli E. The new mycobacteria: an update. FEMS Immunol. Med. Microbiol. 2006 Nov;48(2):159–78.

3. Smith NH, Hewinson RG, Kremer K, Brosch R, Gordon SV. Myths and misconceptions: the origin and evolution of Mycobacterium tuberculosis. Nat. Rev. Microbiol. 2009 Jul;7(7):537–44.

4. Smith NH, Kremer K, Inwald J, Dale J, Driscoll JR, Gordon SV, et al. Ecotypes of the Mycobacterium tuberculosis complex. J. Theor. Biol. 2006 Mar 21;239(2):220–5.

5. Supply P, Warren RM, Bañuls A-L, Lesjean S, Van Der Spuy GD, Lewis L-A, et al. Linkage disequilibrium between minisatellite loci supports clonal evolution of Mycobacterium tuberculosis in a high tuberculosis incidence area. Mol. Microbiol. 2003 Jan;47(2):529–38.

6. Filliol I, Motiwala AS, Cavatore M, Qi W, Hazbón MH, Bobadilla del Valle M, et al. Global phylogeny of Mycobacterium tuberculosis based on single nucleotide polymorphism (SNP) analysis: insights into tuberculosis evolution, phylogenetic accuracy of other DNA fingerprinting systems, and recommendations for a minimal standard SNP set. J. Bacteriol. 2006 Jan;188(2):759–72.

7. Dos Vultos T, Mestre O, Rauzier J, Golec M, Rastogi N, Rasolofo V, et al. Evolution and diversity of clonal bacteria: the paradigm of Mycobacterium tuberculosis. PLoS ONE. 2008;3(2):e1538.

8. Tsolaki AG, Hirsh AE, DeRiemer K, Enciso JA, Wong MZ, Hannan M, et al. Functional and evolutionary genomics of Mycobacterium tuberculosis: insights from genomic deletions in 100 strains. Proc. Natl. Acad. Sci. U.S.A. 2004 Apr 6;101(14):4865–70.

9. Dormans J, Burger M, Aguilar D, Hernandez-Pando R, Kremer K, Roholl P, et al. Correlation of virulence, lung pathology, bacterial load and delayed type hypersensitivity responses after infection with different Mycobacterium tuberculosis genotypes in a BALB/c mouse model. Clin. Exp. Immunol. 2004 Sep;137(3):460–8.

10. Talarico S, Durmaz R, Yang Z. Insertion- and deletion-associated genetic diversity of Mycobacterium tuberculosis phospholipase C-encoding genes among 106 clinical isolates from Turkey. J. Clin. Microbiol. 2005 Feb;43(2):533–8.

11. Kong Y, Cave MD, Yang D, Zhang L, Marrs CF, Foxman B, et al. Distribution of insertion- and deletion-associated genetic polymorphisms among four Mycobacterium tuberculosis phospholipase C genes and associations with extrathoracic tuberculosis: a population-based study. J. Clin. Microbiol. 2005 Dec;43(12):6048–53.

12. Gagneux S, DeRiemer K, Van T, Kato-Maeda M, de Jong BC, Narayanan S, et al. Variable host-pathogen compatibility in Mycobacterium tuberculosis. Proc. Natl. Acad. Sci. U.S.A. 2006 Feb 21;103(8):2869–73.

13. Mokrousov I, Ly HM, Otten T, Lan NN, Vyshnevskyi B, Hoffner S, et al. Origin and primary dispersal of the Mycobacterium tuberculosis Beijing genotype: clues from human phylogeography. Genome Res. 2005 Oct;15(10):1357–64.

14. Blumberg HM, Burman WJ, Chaisson RE, Daley CL, Etkind SC, Friedman LN, et al. American Thoracic Society/Centers for Disease Control and Prevention/Infectious Diseases Society of America: treatment of tuberculosis. Am. J. Respir. Crit. Care Med. 2003 Feb 15;167(4):603–62.

15. Dooley DP, Carpenter JL, Rademacher S. Adjunctive corticosteroid therapy for tuberculosis: a critical reappraisal of the literature. Clin. Infect. Dis. 1997 Oct;25(4):872–87.

16. Schlesinger LS, Bellinger-Kawahara CG, Payne NR, Horwitz MA.

Phagocytosis of Mycobacterium tuberculosis is mediated by human monocyte complement receptors and complement component C3. J. Immunol. 1990 Apr 1;144(7):2771–80.

17. Velasco-Velázquez MA, Barrera D, González-Arenas A, Rosales C, Agramonte-Hevia J. Macrophage--Mycobacterium tuberculosis interactions: role of complement receptor 3. Microb. Pathog. 2003 Sep;35(3):125–31.

18. Hall-Stoodley L, Watts G, Crowther JE, Balagopal A, Torrelles JB, Robison-Cox J, et al. Mycobacterium tuberculosis binding to human surfactant proteins A and D, fibronectin, and small airway epithelial cells under shear conditions. Infect. Immun. 2006 Jun;74(6):3587–96.

19. Capparelli R, Iannaccone M, Palumbo D, Medaglia C, Moscariello E, Russo A, et al. Role played by human mannose-binding lectin polymorphisms in pulmonary tuberculosis. J. Infect. Dis. 2009 Mar 1;199(5):666–72.

20. Selvaraj P, Jawahar MS, Rajeswari DN, Alagarasu K, Vidyarani M, Narayanan PR. Role of mannose binding lectin gene variants on its protein levels and macrophage phagocytosis with live Mycobacterium tuberculosis in pulmonary tuberculosis. FEMS Immunol. Med. Microbiol. 2006 Apr;46(3):433–7.

21. Verdu P, Barreiro LB, Patin E, Gessain A, Cassar O, Kidd JR, et al. Evolutionary insights into the high worldwide prevalence of MBL2 deficiency alleles. Hum. Mol. Genet. 2006 Sep 1;15(17):2650–8.

22. Melo MD, Catchpole IR, Haggar G, Stokes RW. Utilization of CD11b knockout mice to characterize the role of complement receptor 3 (CR3, CD11b/CD18) in the growth of Mycobacterium tuberculosis in macrophages. Cell. Immunol. 2000 Oct 10;205(1):13–23.

23. Hu C, Mayadas-Norton T, Tanaka K, Chan J, Salgame P. Mycobacterium tuberculosis infection in complement receptor 3-deficient mice. J. Immunol. 2000 Sep 1;165(5):2596–602.

24. Krieger M. The other side of scavenger receptors: pattern

recognition for host defense. Curr. Opin. Lipidol. 1997 Oct;8(5):275–80.

25. Haworth R, Platt N, Keshav S, Hughes D, Darley E, Suzuki H, et al. The macrophage scavenger receptor type A is expressed by activated macrophages and protects the host against lethal endotoxic shock. J. Exp. Med. 1997 Nov 3;186(9):1431–9.

26. Suzuki H, Kurihara Y, Takeya M, Kamada N, Kataoka M, Jishage K, et al. A role for macrophage scavenger receptors in atherosclerosis and susceptibility to infection. Nature. 1997 Mar 20;386(6622):292–6.

27. Pedroza-González A, García-Romo GS, Aguilar-León D, Calderon-Amador J, Hurtado-Ortiz R, Orozco-Estevez H, et al. In situ analysis of lung antigen-presenting cells during murine pulmonary infection with virulent Mycobacterium tuberculosis. Int J Exp Pathol. 2004 Jun;85(3):135–45.

28. Neyrolles O, Hernández-Pando R, Pietri-Rouxel F, Fornès P, Tailleux L, Barrios Payán JA, et al. Is adipose tissue a place for Mycobacterium tuberculosis persistence? PLoS ONE. 2006;1:e43.

29. Medzhitov R. Toll-like receptors and innate immunity. Nat. Rev. Immunol. 2001 Nov;1(2):135–45.

30. Ulrichts P, Peelman F, Beyaert R, Tavernier J. MAPPIT analysis of TLR adaptor complexes. FEBS Lett. 2007 Feb 20;581(4):629–36.

31. Bulut Y, Michelsen KS, Hayrapetian L, Naiki Y, Spallek R, Singh M, et al. Mycobacterium tuberculosis heat shock proteins use diverse Toll-like receptor pathways to activate pro-inflammatory signals. J. Biol. Chem. 2005 Jun 3;280(22):20961–7.

32. Häcker H, Mischak H, Miethke T, Liptay S, Schmid R, Sparwasser T, et al. CpG-DNA-specific activation of antigen-presenting cells requires stress kinase activity and is preceded by non-specific endocytosis and endosomal maturation. EMBO J. 1998 Nov 2;17(21):6230–40.

33. Abel B, Thieblemont N, Quesniaux VJF, Brown N, Mpagi J, Miyake K, et al. Toll-like receptor 4 expression is required to control chronic

Mycobacterium tuberculosis infection in mice. J. Immunol. 2002 Sep 15;169(6):3155–62.

34. Brightbill HD, Libraty DH, Krutzik SR, Yang RB, Belisle JT, Bleharski JR, et al. Host defense mechanisms triggered by microbial lipoproteins through toll-like receptors. Science. 1999 Jul 30;285(5428):732–6.

35. Jones BW, Heldwein KA, Means TK, Saukkonen JJ, Fenton MJ. Differential roles of Toll-like receptors in the elicitation of proinflammatory responses by macrophages. Ann. Rheum. Dis. 2001 Nov;60 Suppl 3:iii6–12.

36. Jones BW, Means TK, Heldwein KA, Keen MA, Hill PJ, Belisle JT, et al. Different Toll-like receptor agonists induce distinct macrophage responses. J. Leukoc. Biol. 2001 Jun;69(6):1036–44.

37. Means TK, Jones BW, Schromm AB, Shurtleff BA, Smith JA, Keane J, et al. Differential effects of a Toll-like receptor antagonist on Mycobacterium tuberculosis-induced macrophage responses. J. Immunol. 2001 Mar 15;166(6):4074–82.

38. Means TK, Wang S, Lien E, Yoshimura A, Golenbock DT, Fenton MJ. Human toll-like receptors mediate cellular activation by Mycobacterium tuberculosis. J. Immunol. 1999 Oct 1;163(7):3920–7.

39. Krieg AM. A role for Toll in autoimmunity. Nat. Immunol. 2002 May;3(5):423–4.

40. Underhill DM, Ozinsky A, Smith KD, Aderem A. Toll-like receptor-2 mediates mycobacteria-induced proinflammatory signaling in macrophages. Proc. Natl. Acad. Sci. U.S.A. 1999 Dec 7;96(25):14459–63.

41. Drennan MB, Nicolle D, Quesniaux VJF, Jacobs M, Allie N, Mpagi J, et al. Toll-like receptor 2-deficient mice succumb to Mycobacterium tuberculosis infection. Am. J. Pathol. 2004 Jan;164(1):49–57.

42. Quesniaux V, Fremond C, Jacobs M, Parida S, Nicolle D, Yeremeev V, et al. Toll-like receptor pathways in the immune responses to mycobacteria. Microbes Infect. 2004 Aug;6(10):946–59.

43. Heldwein KA, Liang MD, Andresen TK, Thomas KE, Marty AM, Cuesta N, et al. TLR2 and TLR4 serve distinct roles in the host immune response against Mycobacterium bovis BCG. J. Leukoc. Biol. 2003 Aug;74(2):277–86.

44. Reiling N, Ehlers S, Hölscher C. MyDths and un-TOLLed truths: sensor, instructive and effector immunity to tuberculosis. Immunol. Lett. 2008 Feb 15;116(1):15–23.

45. Reiling N, Hölscher C, Fehrenbach A, Kröger S, Kirschning CJ, Goyert S, et al. Cutting edge: Toll-like receptor (TLR)2- and TLR4-mediated pathogen recognition in resistance to airborne infection with Mycobacterium tuberculosis. J. Immunol. 2002 Oct 1;169(7):3480–4.

46. Sugawara I, Yamada H, Li C, Mizuno S, Takeuchi O, Akira S. Mycobacterial infection in TLR2 and TLR6 knockout mice. Microbiol. Immunol. 2003;47(5):327–36.

47. Hölscher C, Reiling N, Schaible UE, Hölscher A, Bathmann C, Korbel D, et al. Containment of aerogenic Mycobacterium tuberculosis infection in mice does not require MyD88 adaptor function for TLR2, -4 and -9. Eur. J. Immunol. 2008 Mar;38(3):680–94.

48. Korbel DS, Schneider BE, Schaible UE. Innate immunity in tuberculosis: myths and truth. Microbes Infect. 2008 Jul;10(9):995–1004.

49. Shi S, Nathan C, Schnappinger D, Drenkow J, Fuortes M, Block E, et al. MyD88 primes macrophages for full-scale activation by interferon-gamma yet mediates few responses to Mycobacterium tuberculosis. J. Exp. Med. 2003 Oct 6;198(7):987–97.

50. Feng CG, Scanga CA, Collazo-Custodio CM, Cheever AW, Hieny S, Caspar P, et al. Mice lacking myeloid differentiation factor 88 display profound defects in host resistance and immune responses to Mycobacterium avium infection not exhibited by Toll-like receptor 2 (TLR2)- and TLR4-deficient animals. J. Immunol. 2003 Nov 1;171(9):4758–64.

51. Franchi L, Warner N, Viani K, Nuñez G. Function of Nod-like receptors in microbial recognition and host defense. Immunol. Rev. 2009 Jan;227(1):106–28.

52. Koo IC, Wang C, Raghavan S, Morisaki JH, Cox JS, Brown EJ. ESX-1-dependent cytolysis in lysosome secretion and inflammasome activation during mycobacterial infection. Cell. Microbiol. 2008 Sep;10(9):1866–78.

53. Master SS, Rampini SK, Davis AS, Keller C, Ehlers S, Springer B, et al. Mycobacterium tuberculosis prevents inflammasome activation. Cell Host Microbe. 2008 Apr 17;3(4):224–32.

54. Schlesinger LS, Hull SR, Kaufman TM. Binding of the terminal mannosyl units of lipoarabinomannan from a virulent strain of Mycobacterium tuberculosis to human macrophages. J. Immunol. 1994 Apr 15;152(8):4070–9.

55. Torrelles JB, Azad AK, Schlesinger LS. Fine discrimination in the recognition of individual species of phosphatidyl-myo-inositol mannosides from Mycobacterium tuberculosis by C-type lectin pattern recognition receptors. J. Immunol. 2006 Aug 1;177(3):1805–16.

56. Chieppa M, Bianchi G, Doni A, Del Prete A, Sironi M, Laskarin G, et al. Cross-linking of the mannose receptor on monocyte-derived dendritic cells activates an anti-inflammatory immunosuppressive program. J. Immunol. 2003 Nov 1;171(9):4552–60.

57. Jo E-K. Mycobacterial interaction with innate receptors: TLRs, C-type lectins, and NLRs. Curr. Opin. Infect. Dis. 2008 Jun;21(3):279–86.

58. Nigou J, Zelle-Rieser C, Gilleron M, Thurnher M, Puzo G. Mannosylated lipoarabinomannans inhibit IL-12 production by human dendritic cells: evidence for a negative signal delivered through the mannose receptor. J. Immunol. 2001 Jun 15;166(12):7477–85.

59. Rothfuchs AG, Bafica A, Feng CG, Egen JG, Williams DL, Brown GD, et al. Dectin-1 interaction with Mycobacterium tuberculosis leads to enhanced IL-12p40 production by splenic dendritic cells. J. Immunol. 2007 Sep

15;179(6):3463–71.

60. Shin D-M, Yang C-S, Yuk J-M, Lee J-Y, Kim KH, Shin SJ, et al. Mycobacterium abscessus activates the macrophage innate immune response via a physical and functional interaction between TLR2 and dectin-1. Cell. Microbiol. 2008 Aug;10(8):1608–21.

61. Yadav M, Schorey JS. The beta-glucan receptor dectin-1 functions together with TLR2 to mediate macrophage activation by mycobacteria. Blood. 2006 Nov 1;108(9):3168–75.

62. Tanne A, Ma B, Boudou F, Tailleux L, Botella H, Badell E, et al. A murine DC-SIGN homologue contributes to early host defense against Mycobacterium tuberculosis. J. Exp. Med. 2009 Sep 28;206(10):2205–20.

63. McGreal EP, Rosas M, Brown GD, Zamze S, Wong SYC, Gordon S, et al. The carbohydrate-recognition domain of Dectin-2 is a C-type lectin with specificity for high mannose. Glycobiology. 2006 May;16(5):422–30.

64. Ashford TP, Porter KR. Cytoplasmic components in hepatic cell lysosomes. J. Cell Biol. 1962 Jan;12:198–202.

65. Mizushima N, Levine B, Cuervo AM, Klionsky DJ. Autophagy fights disease through cellular self-digestion. Nature. 2008 Feb 28;451(7182):1069–75.

66. Deretic V. Strange bedfellows expose ancient secrets of autophagy in immunity. Immunity. 2009 Apr 17;30(4):479–81.

67. Deretic V, Delgado M, Vergne I, Master S, De Haro S, Ponpuak M, et al. Autophagy in immunity against mycobacterium tuberculosis: a model system to dissect immunological roles of autophagy. Curr. Top. Microbiol. Immunol. 2009;335:169–88.

68. Deretic V, Levine B. Autophagy, immunity, and microbial adaptations. Cell Host Microbe. 2009 Jun 18;5(6):527–49.

69. Gerosa F, Baldani-Guerra B, Lyakh LA, Batoni G, Esin S, Winkler-Pickett RT, et al. Differential regulation of interleukin 12 and interleukin 23

production in human dendritic cells. J. Exp. Med. 2008 Jun 9;205(6):1447–61.

70. Cooper AM, Khader SA. The role of cytokines in the initiation, expansion, and control of cellular immunity to tuberculosis. Immunol. Rev. 2008 Dec;226:191–204.

71. Reiley WW, Calayag MD, Wittmer ST, Huntington JL, Pearl JE, Fountain JJ, et al. ESAT-6-specific CD4 T cell responses to aerosol Mycobacterium tuberculosis infection are initiated in the mediastinal lymph nodes. Proc. Natl. Acad. Sci. U.S.A. 2008 Aug 5;105(31):10961–6.

72. Winslow GM, Cooper A, Reiley W, Chatterjee M, Woodland DL. Early T-cell responses in tuberculosis immunity. Immunol. Rev. 2008 Oct;225:284–99.

73. Wolf AJ, Linas B, Trevejo-Nuñez GJ, Kincaid E, Tamura T, Takatsu K, et al. Mycobacterium tuberculosis infects dendritic cells with high frequency and impairs their function in vivo. J. Immunol. 2007 Aug 15;179(4):2509–19.

74. Gonzalez-Juarrero M, Turner OC, Turner J, Marietta P, Brooks JV, Orme IM. Temporal and spatial arrangement of lymphocytes within lung granulomas induced by aerosol infection with Mycobacterium tuberculosis. Infect. Immun. 2001 Mar;69(3):1722–8.

75. Kahnert A, Höpken UE, Stein M, Bandermann S, Lipp M, Kaufmann SHE. Mycobacterium tuberculosis triggers formation of lymphoid structure in murine lungs. J. Infect. Dis. 2007 Jan 1;195(1):46–54.

76. Maglione PJ, Chan J. How B cells shape the immune response against Mycobacterium tuberculosis. Eur. J. Immunol. 2009 Mar;39(3):676–86.

77. Maglione PJ, Xu J, Casadevall A, Chan J. Fc gamma receptors regulate immune activation and susceptibility during Mycobacterium tuberculosis infection. J. Immunol. 2008 Mar 1;180(5):3329–38.

78. Maglione PJ, Xu J, Chan J. B cells moderate inflammatory progression and enhance bacterial containment upon pulmonary challenge with

Mycobacterium tuberculosis. J. Immunol. 2007 Jun 1;178(11):7222–34.

79. Kearley J, Barker JE, Robinson DS, Lloyd CM. Resolution of airway inflammation and hyperreactivity after in vivo transfer of CD4+CD25+ regulatory T cells is interleukin 10 dependent. J. Exp. Med. 2005 Dec 5;202(11):1539–47.

80. Scott-Browne JP, Shafiani S, Tucker-Heard G, Ishida-Tsubota K, Fontenot JD, Rudensky AY, et al. Expansion and function of Foxp3-expressing T regulatory cells during tuberculosis. J. Exp. Med. 2007 Sep 3;204(9):2159–69.

81. Roach DR, Briscoe H, Saunders B, France MP, Riminton S, Britton WJ. Secreted lymphotoxin-alpha is essential for the control of an intracellular bacterial infection. J. Exp. Med. 2001 Jan 15;193(2):239–46.

82. Fayyazi A, Eichmeyer B, Soruri A, Schweyer S, Herms J, Schwarz P, et al. Apoptosis of macrophages and T cells in tuberculosis associated caseous necrosis. J. Pathol. 2000 Aug;191(4):417–25.

83. Ehlers S. Lazy, dynamic or minimally recrudescent? On the elusive nature and location of the mycobacterium responsible for latent tuberculosis. Infection. 2009 Apr;37(2):87–95.

84. Wayne LG, Sohaskey CD. Nonreplicating persistence of mycobacterium tuberculosis. Annu. Rev. Microbiol. 2001;55:139–63.

85. McKinney JD, Höner zu Bentrup K, Muñoz-Elías EJ, Miczak A, Chen B, Chan WT, et al. Persistence of Mycobacterium tuberculosis in macrophages and mice requires the glyoxylate shunt enzyme isocitrate lyase. Nature. 2000 Aug 17;406(6797):735–8.

86. Mukamolova GV, Turapov OA, Kazarian K, Telkov M, Kaprelyants AS, Kell DB, et al. The rpf gene of Micrococcus luteus encodes an essential secreted growth factor. Mol. Microbiol. 2002 Nov;46(3):611–21.

87. Mayer AK, Dalpke AH. Regulation of local immunity by airway epithelial cells. Arch. Immunol. Ther. Exp. (Warsz.). 2007 Dec;55(6):353–62.

88. Wissinger E, Goulding J, Hussell T. Immune homeostasis in the

respiratory tract and its impact on heterologous infection. Semin. Immunol. 2009 Jun;21(3):147–55.

89. Holt PG, Strickland DH, Wikström ME, Jahnsen FL. Regulation of immunological homeostasis in the respiratory tract. Nat. Rev. Immunol. 2008 Feb;8(2):142–52.

90. Akbari O, DeKruyff RH, Umetsu DT. Pulmonary dendritic cells producing IL-10 mediate tolerance induced by respiratory exposure to antigen. Nat. Immunol. 2001 Aug;2(8):725–31.

91. Flannagan RS, Cosío G, Grinstein S. Antimicrobial mechanisms of phagocytes and bacterial evasion strategies. Nat. Rev. Microbiol. 2009 May;7(5):355–66.

92. Fratti RA, Chua J, Vergne I, Deretic V. Mycobacterium tuberculosis glycosylated phosphatidylinositol causes phagosome maturation arrest. Proc. Natl. Acad. Sci. U.S.A. 2003 Apr 29;100(9):5437–42.

93. Vergne I, Fratti RA, Hill PJ, Chua J, Belisle J, Deretic V. Mycobacterium tuberculosis phagosome maturation arrest: mycobacterial phosphatidylinositol analog phosphatidylinositol mannoside stimulates early endosomal fusion. Mol. Biol. Cell. 2004 Feb;15(2):751–60.

94. Saleh MT, Belisle JT. Secretion of an acid phosphatase (SapM) by Mycobacterium tuberculosis that is similar to eukaryotic acid phosphatases. J. Bacteriol. 2000 Dec;182(23):6850–3.

95. Vergne I, Chua J, Lee H-H, Lucas M, Belisle J, Deretic V. Mechanism of phagolysosome biogenesis block by viable Mycobacterium tuberculosis. Proc. Natl. Acad. Sci. U.S.A. 2005 Mar 15;102(11):4033–8.

96. Koul A, Choidas A, Treder M, Tyagi AK, Drlica K, Singh Y, et al. Cloning and characterization of secretory tyrosine phosphatases of Mycobacterium tuberculosis. J. Bacteriol. 2000 Oct;182(19):5425–32.

97. Grundner C, Cox JS, Alber T. Protein tyrosine phosphatase PtpA is not required for Mycobacterium tuberculosis growth in mice. FEMS Microbiol.

Lett. 2008 Oct;287(2):181–4.

98. Bach H, Papavinasasundaram KG, Wong D, Hmama Z, Av-Gay Y. Mycobacterium tuberculosis virulence is mediated by PtpA dephosphorylation of human vacuolar protein sorting 33B. Cell Host Microbe. 2008 May 15;3(5):316–22.

99. Walburger A, Koul A, Ferrari G, Nguyen L, Prescianotto-Baschong C, Huygen K, et al. Protein kinase G from pathogenic mycobacteria promotes survival within macrophages. Science. 2004 Jun 18;304(5678):1800–4.

100. Sturgill-Koszycki S, Schaible UE, Russell DG. Mycobacterium-containing phagosomes are accessible to early endosomes and reflect a transitional state in normal phagosome biogenesis. EMBO J. 1996 Dec 16;15(24):6960–8.

101. Vandal OH, Roberts JA, Odaira T, Schnappinger D, Nathan CF, Ehrt S. Acid-susceptible mutants of Mycobacterium tuberculosis share hypersusceptibility to cell wall and oxidative stress and to the host environment. J. Bacteriol. 2009 Jan;191(2):625–31.

102. MacGurn JA, Cox JS. A genetic screen for Mycobacterium tuberculosis mutants defective for phagosome maturation arrest identifies components of the ESX-1 secretion system. Infect. Immun. 2007 Jun;75(6):2668–78.

103. Pethe K, Swenson DL, Alonso S, Anderson J, Wang C, Russell DG. Isolation of Mycobacterium tuberculosis mutants defective in the arrest of phagosome maturation. Proc. Natl. Acad. Sci. U.S.A. 2004 Sep 14;101(37):13642–7.

104. Stewart GR, Patel J, Robertson BD, Rae A, Young DB. Mycobacterial mutants with defective control of phagosomal acidification. PLoS Pathog. 2005 Nov;1(3):269–78.

105. Vandal OH, Nathan CF, Ehrt S. Acid resistance in Mycobacterium tuberculosis. J. Bacteriol. 2009 Aug;191(15):4714–21.

106. Ehrt S, Schnappinger D. Mycobacterial survival strategies in the phagosome: defence against host stresses. Cell. Microbiol. 2009 Aug;11(8):1170–8.

107. Cousin MA, Robinson PJ. The dephosphins: dephosphorylation by calcineurin triggers synaptic vesicle endocytosis. Trends Neurosci. 2001 Nov;24(11):659–65.

108. Jayachandran R, Gatfield J, Massner J, Albrecht I, Zanolari B, Pieters J. RNA interference in J774 macrophages reveals a role for coronin 1 in mycobacterial trafficking but not in actin-dependent processes. Mol. Biol. Cell. 2008 Mar;19(3):1241–51.

109. Jayachandran R, Sundaramurthy V, Combaluzier B, Mueller P, Korf H, Huygen K, et al. Survival of mycobacteria in macrophages is mediated by coronin 1-dependent activation of calcineurin. Cell. 2007 Jul 13;130(1):37–50.

110. Clemens DL, Lee B-Y, Horwitz MA. The Mycobacterium tuberculosis phagosome in human macrophages is isolated from the host cell cytoplasm. Infect. Immun. 2002 Oct;70(10):5800–7.

111. McDonough KA, Kress Y, Bloom BR. The interaction of Mycobacterium tuberculosis with macrophages: a study of phagolysosome fusion. Infect Agents Dis. 1993 Aug;2(4):232–5.

112. van der Wel N, Hava D, Houben D, Fluitsma D, van Zon M, Pierson J, et al. M. tuberculosis and M. leprae translocate from the phagolysosome to the cytosol in myeloid cells. Cell. 2007 Jun 29;129(7):1287–98.

113. Briken V, Miller JL. Living on the edge: inhibition of host cell apoptosis by Mycobacterium tuberculosis. Future Microbiol. 2008 Aug;3(4):415–22.

114. Velmurugan K, Chen B, Miller JL, Azogue S, Gurses S, Hsu T, et al. Mycobacterium tuberculosis nuoG is a virulence gene that inhibits apoptosis

of infected host cells. PLoS Pathog. 2007 Jul;3(7):e110.

115. Gan H, Lee J, Ren F, Chen M, Kornfeld H, Remold HG. Mycobacterium tuberculosis blocks crosslinking of annexin-1 and apoptotic envelope formation on infected macrophages to maintain virulence. Nat. Immunol. 2008 Oct;9(10):1189–97.

116. Dhiman R, Kathania M, Raje M, Majumdar S. Inhibition of bfl-1/A1 by siRNA inhibits mycobacterial growth in THP-1 cells by enhancing phagosomal acidification. Biochim. Biophys. Acta. 2008 Apr;1780(4):733–42.

117. Kremer L, Estaquier J, Brandt E, Ameisen JC, Locht C. Mycobacterium bovis Bacillus Calmette Guérin infection prevents apoptosis of resting human monocytes. Eur. J. Immunol. 1997 Sep;27(9):2450–6.

118. Sly LM, Hingley-Wilson SM, Reiner NE, McMaster WR. Survival of Mycobacterium tuberculosis in host macrophages involves resistance to apoptosis dependent upon induction of antiapoptotic Bcl-2 family member Mcl-1. J. Immunol. 2003 Jan 1;170(1):430–7.

119. Kausalya S, Somogyi R, Orlofsky A, Prystowsky MB. Requirement of A1-a for bacillus Calmette-Guérin-mediated protection of macrophages against nitric oxide-induced apoptosis. J. Immunol. 2001 Apr 1;166(7):4721–7.

120. Stewart GR, Wilkinson KA, Newton SM, Sullivan SM, Neyrolles O, Wain JR, et al. Effect of deletion or overexpression of the 19-kilodalton lipoprotein Rv3763 on the innate response to Mycobacterium tuberculosis. Infect. Immun. 2005 Oct;73(10):6831–7.

121. Brozna JP, Horan M, Rademacher JM, Pabst KM, Pabst MJ. Monocyte responses to sulfatide from Mycobacterium tuberculosis: inhibition of priming for enhanced release of superoxide, associated with increased secretion of interleukin-1 and tumor necrosis factor alpha, and altered protein phosphorylation. Infect. Immun. 1991 Aug;59(8):2542–8.

122. Domenech P, Reed MB, Dowd CS, Manca C, Kaplan G, Barry CE 3rd. The role of MmpL8 in sulfatide biogenesis and virulence of Mycobacterium

tuberculosis. J. Biol. Chem. 2004 May 14;279(20):21257-65.

123. Ernst WA, Maher J, Cho S, Niazi KR, Chatterjee D, Moody DB, et al. Molecular interaction of CD1b with lipoglycan antigens. Immunity. 1998 Mar;8(3):331-40.

124. Onwueme KC, Ferreras JA, Buglino J, Lima CD, Quadri LEN. Mycobacterial polyketide-associated proteins are acyltransferases: proof of principle with Mycobacterium tuberculosis PapA5. Proc. Natl. Acad. Sci. U.S.A. 2004 Mar 30;101(13):4608-13.

125. Reed MB, Domenech P, Manca C, Su H, Barczak AK, Kreiswirth BN, et al. A glycolipid of hypervirulent tuberculosis strains that inhibits the innate immune response. Nature. 2004 Sep 2;431(7004):84-7.

126. Spargo BJ, Crowe LM, Ioneda T, Beaman BL, Crowe JH. Cord factor (alpha,alpha-trehalose 6,6'-dimycolate) inhibits fusion between phospholipid vesicles. Proc. Natl. Acad. Sci. U.S.A. 1991 Feb 1;88(3):737-40.

127. Ciaramella A, Cavone A, Santucci MB, Garg SK, Sanarico N, Bocchino M, et al. Induction of apoptosis and release of interleukin-1 beta by cell wall-associated 19-kDa lipoprotein during the course of mycobacterial infection. J. Infect. Dis. 2004 Sep 15;190(6):1167-76.

128. López M, Sly LM, Luu Y, Young D, Cooper H, Reiner NE. The 19-kDa Mycobacterium tuberculosis protein induces macrophage apoptosis through Toll-like receptor-2. J. Immunol. 2003 Mar 1;170(5):2409-16.

129. Thoma-Uszynski S, Stenger S, Takeuchi O, Ochoa MT, Engele M, Sieling PA, et al. Induction of direct antimicrobial activity through mammalian toll-like receptors. Science. 2001 Feb 23;291(5508):1544-7.

130. Fortune SM, Solache A, Jaeger A, Hill PJ, Belisle JT, Bloom BR, et al. Mycobacterium tuberculosis inhibits macrophage responses to IFN-gamma through myeloid differentiation factor 88-dependent and -independent mechanisms. J. Immunol. 2004 May 15;172(10):6272-80.

131. Fulton SA, Reba SM, Pai RK, Pennini M, Torres M, Harding CV,

et al. Inhibition of major histocompatibility complex II expression and antigen processing in murine alveolar macrophages by Mycobacterium bovis BCG and the 19-kilodalton mycobacterial lipoprotein. Infect. Immun. 2004 Apr;72(4):2101–10.

132. Pai RK, Convery M, Hamilton TA, Boom WH, Harding CV. Inhibition of IFN-gamma-induced class II transactivator expression by a 19-kDa lipoprotein from Mycobacterium tuberculosis: a potential mechanism for immune evasion. J. Immunol. 2003 Jul 1;171(1):175–84.

133. Newport MJ, Huxley CM, Huston S, Hawrylowicz CM, Oostra BA, Williamson R, et al. A mutation in the interferon-gamma-receptor gene and susceptibility to mycobacterial infection. N. Engl. J. Med. 1996 Dec 26;335(26):1941–9.

134. Dorman SE, Holland SM. Mutation in the signal-transducing chain of the interferon-gamma receptor and susceptibility to mycobacterial infection. J. Clin. Invest. 1998 Jun 1;101(11):2364–9.

135. Altare F, Durandy A, Lammas D, Emile JF, Lamhamedi S, Le Deist F, et al. Impairment of mycobacterial immunity in human interleukin-12 receptor deficiency. Science. 1998 May 29;280(5368):1432–5.

136. Altare F, Ensser A, Breiman A, Reichenbach J, Baghdadi JE, Fischer A, et al. Interleukin-12 receptor beta1 deficiency in a patient with abdominal tuberculosis. J. Infect. Dis. 2001 Jul 15;184(2):231–6.

137. Gutierrez MC, Brisse S, Brosch R, Fabre M, Omaïs B, Marmiesse M, et al. Ancient origin and gene mosaicism of the progenitor of Mycobacterium tuberculosis. PLoS Pathog. 2005 Sep;1(1):e5.

138. Brosch R, Gordon SV, Marmiesse M, Brodin P, Buchrieser C, Eiglmeier K, et al. A new evolutionary scenario for the Mycobacterium tuberculosis complex. Proc. Natl. Acad. Sci. U.S.A. 2002 Mar 19;99(6):3684–9.

139. Gascoyne-Binzi DM, Barlow REL, Essex A, Gelletlie R, Khan MA, Hafiz S, et al. Predominant VNTR family of strains of Mycobacterium

tuberculosis isolated from South Asian patients. Int. J. Tuberc. Lung Dis. 2002 Jun;6(6):492–6.

140. French MA. HIV/AIDS: immune reconstitution inflammatory syndrome: a reappraisal. Clin. Infect. Dis. 2009 Jan 1;48(1):101–7.

141. Shelburne SA 3rd, Hamill RJ, Rodriguez-Barradas MC, Greenberg SB, Atmar RL, Musher DW, et al. Immune reconstitution inflammatory syndrome: emergence of a unique syndrome during highly active antiretroviral therapy. Medicine (Baltimore). 2002 May;81(3):213–27.

142. Müller M, Wandel S, Colebunders R, Attia S, Furrer H, Egger M. Immune reconstitution inflammatory syndrome in patients starting antiretroviral therapy for HIV infection: a systematic review and meta-analysis. Lancet Infect Dis. 2010 Apr;10(4):251–61.

143. French MA, Price P, Stone SF. Immune restoration disease after antiretroviral therapy. AIDS. 2004 Aug 20;18(12):1615–27.

144. Shelburne SA, Montes M, Hamill RJ. Immune reconstitution inflammatory syndrome: more answers, more questions. J. Antimicrob. Chemother. 2006 Feb;57(2):167–70.

145. Navas E, Martín-Dávila P, Moreno L, Pintado V, Casado JL, Fortún J, et al. Paradoxical reactions of tuberculosis in patients with the acquired immunodeficiency syndrome who are treated with highly active antiretroviral therapy. Arch. Intern. Med. 2002 Jan 14;162(1):97–9.

146. Narita M, Ashkin D, Hollender ES, Pitchenik AE. Paradoxical worsening of tuberculosis following antiretroviral therapy in patients with AIDS. Am. J. Respir. Crit. Care Med. 1998 Jul;158(1):157–61.

147. French MA, Mallal SA, Dawkins RL. Zidovudine-induced restoration of cell-mediated immunity to mycobacteria in immunodeficient HIV-infected patients. AIDS. 1992 Nov;6(11):1293–7.

148. French MA, Lenzo N, John M, Mallal SA, McKinnon EJ, James IR, et al. Immune restoration disease after the treatment of immunodeficient HIV-

infected patients with highly active antiretroviral therapy. HIV Med. 2000 Mar;1(2):107–15.

149. Foudraine NA, Hovenkamp E, Notermans DW, Meenhorst PL, Klein MR, Lange JM, et al. Immunopathology as a result of highly active antiretroviral therapy in HIV-1-infected patients. AIDS. 1999 Feb 4;13(2):177–84.

150. Colebunders R, John L, Huyst V, Kambugu A, Scano F, Lynen L. Tuberculosis immune reconstitution inflammatory syndrome in countries with limited resources. Int. J. Tuberc. Lung Dis. 2006 Sep;10(9):946–53.

151. Meintjes G, Lawn SD, Scano F, Maartens G, French MA, Worodria W, et al. Tuberculosis-associated immune reconstitution inflammatory syndrome: case definitions for use in resource-limited settings. Lancet Infect Dis. 2008 Aug;8(8):516–23.

152. Chien JW, Johnson JL. Paradoxical reactions in HIV and pulmonary TB. Chest. 1998 Sep;114(3):933–6.

153. Wendel KA, Alwood KS, Gachuhi R, Chaisson RE, Bishai WR, Sterling TR. Paradoxical worsening of tuberculosis in HIV-infected persons. Chest. 2001 Jul;120(1):193–7.

154. Breen RAM, Smith CJ, Bettinson H, Dart S, Bannister B, Johnson MA, et al. Paradoxical reactions during tuberculosis treatment in patients with and without HIV co-infection. Thorax. 2004 Aug;59(8):704–7.

155. Michailidis C, Pozniak AL, Mandalia S, Basnayake S, Nelson MR, Gazzard BG. Clinical characteristics of IRIS syndrome in patients with HIV and tuberculosis. Antivir. Ther. (Lond.). 2005;10(3):417–22.

156. Lawn SD, Wood R. Optimum time to initiate antiretroviral therapy in patients with HIV-associated tuberculosis: there may be more than one right answer. J. Acquir. Immune Defic. Syndr. 2007 Sep 1;46(1):121–123; author reply 123.

157. Burman W, Weis S, Vernon A, Khan A, Benator D, Jones B, et al.

Frequency, severity and duration of immune reconstitution events in HIV-related tuberculosis. Int. J. Tuberc. Lung Dis. 2007 Dec;11(12):1282–9.

158. Manabe YC, Campbell JD, Sydnor E, Moore RD. Immune reconstitution inflammatory syndrome: risk factors and treatment implications. J. Acquir. Immune Defic. Syndr. 2007 Dec 1;46(4):456–62.

159. Breton G, Duval X, Estellat C, Poaletti X, Bonnet D, Mvondo Mvondo D, et al. Determinants of immune reconstitution inflammatory syndrome in HIV type 1-infected patients with tuberculosis after initiation of antiretroviral therapy. Clin. Infect. Dis. 2004 Dec 1;39(11):1709–12.

160. Lawn SD, Myer L, Bekker L-G, Wood R. Tuberculosis-associated immune reconstitution disease: incidence, risk factors and impact in an antiretroviral treatment service in South Africa. AIDS. 2007 Jan 30;21(3):335–41.

161. Serra FC, Hadad D, Orofino RL, Marinho F, Lourenço C, Morgado M, et al. Immune reconstitution syndrome in patients treated for HIV and tuberculosis in Rio de Janeiro. Braz J Infect Dis. 2007 Oct;11(5):462–5.

162. Manosuthi W, Kiertiburanakul S, Phoorisri T, Sungkanuparph S. Immune reconstitution inflammatory syndrome of tuberculosis among HIV-infected patients receiving antituberculous and antiretroviral therapy. J. Infect. 2006 Dec;53(6):357–63.

163. Manabe YC, Kesavan AK, Lopez-Molina J, Hatem CL, Brooks M, Fujiwara R, et al. The aerosol rabbit model of TB latency, reactivation and immune reconstitution inflammatory syndrome. Tuberculosis (Edinb). 2008 May;88(3):187–96.

164. Lawn SD, Edwards DJ, Kranzer K, Vogt M, Bekker L-G, Wood R. Urine lipoarabinomannan assay for tuberculosis screening before antiretroviral therapy diagnostic yield and association with immune reconstitution disease. AIDS. 2009 Sep 10;23(14):1875–80.

165. Shah M, Variava E, Holmes CB, Coppin A, Golub JE, McCallum J,

et al. Diagnostic accuracy of a urine lipoarabinomannan test for tuberculosis in hospitalized patients in a High HIV prevalence setting. J. Acquir. Immune Defic. Syndr. 2009 Oct 1;52(2):145–51.

166. Price P, Morahan G, Huang D, Stone E, Cheong KYM, Castley A, et al. Polymorphisms in cytokine genes define subpopulations of HIV-1 patients who experienced immune restoration diseases. AIDS. 2002 Oct 18;16(15):2043–7.

167. Park WB, Choe PG, Jo JH, Kim S-H, Bang JH, Kim HB, et al. Immune reconstitution inflammatory syndrome in the first year after HAART: influence on long-term clinical outcome. AIDS. 2006 Nov 28;20(18):2390–2.

168. Lawn SD, Bekker L-G, Miller RF. Immune reconstitution disease associated with mycobacterial infections in HIV-infected individuals receiving antiretrovirals. Lancet Infect Dis. 2005 Jun;5(6):361–73.

169. Burman WJ, Jones BE. Treatment of HIV-related tuberculosis in the era of effective antiretroviral therapy. Am. J. Respir. Crit. Care Med. 2001 Jul 1;164(1):7–12.

170. Dean GL, Edwards SG, Ives NJ, Matthews G, Fox EF, Navaratne L, et al. Treatment of tuberculosis in HIV-infected persons in the era of highly active antiretroviral therapy. AIDS. 2002 Jan 4;16(1):75–83.

171. Dheda K, Lampe FC, Johnson MA, Lipman MC. Outcome of HIV-associated tuberculosis in the era of highly active antiretroviral therapy. J. Infect. Dis. 2004 Nov 1;190(9):1670–6.

172. Abdool Karim SS, Naidoo K, Grobler A, Padayatchi N, Baxter C, Gray A, et al. Timing of initiation of antiretroviral drugs during tuberculosis therapy. N. Engl. J. Med. 2010 Feb 25;362(8):697–706.

173. Havlir DV, Kendall MA, Ive P, Kumwenda J, Swindells S, Qasba SS, et al. Timing of antiretroviral therapy for HIV-1 infection and tuberculosis. N. Engl. J. Med. 2011 Oct 20;365(16):1482–91.

174. Blanc F-X, Sok T, Laureillard D, Borand L, Rekacewicz C,

Nerrienet E, et al. Earlier versus later start of antiretroviral therapy in HIV-infected adults with tuberculosis. N. Engl. J. Med. 2011 Oct 20;365(16):1471–81.

175. Török ME, Farrar JJ. When to start antiretroviral therapy in HIV-associated tuberculosis. N. Engl. J. Med. 2011 Oct 20;365(16):1538–40.

176. Meintjes G, Wilkinson RJ, Morroni C, Pepper DJ, Rebe K, Rangaka MX, et al. Randomized placebo-controlled trial of prednisone for paradoxical tuberculosis-associated immune reconstitution inflammatory syndrome. AIDS. 2010 Sep 24;24(15):2381–90.

177. Li TS, Tubiana R, Katlama C, Calvez V, Ait Mohand H, Autran B. Long-lasting recovery in CD4 T-cell function and viral-load reduction after highly active antiretroviral therapy in advanced HIV-1 disease. Lancet. 1998 Jun 6;351(9117):1682–6.

178. Autran B, Carcelain G, Li TS, Blanc C, Mathez D, Tubiana R, et al. Positive effects of combined antiretroviral therapy on CD4+ T cell homeostasis and function in advanced HIV disease. Science. 1997 Jul 4;277(5322):112–6.

179. Tan DBA, Yong YK, Tan HY, Kamarulzaman A, Tan LH, Lim A, et al. Immunological profiles of immune restoration disease presenting as mycobacterial lymphadenitis and cryptococcal meningitis. HIV Med. 2008 May;9(5):307–16.

180. Elliott JH, Vohith K, Saramony S, Savuth C, Dara C, Sarim C, et al. Immunopathogenesis and diagnosis of tuberculosis and tuberculosis-associated immune reconstitution inflammatory syndrome during early antiretroviral therapy. J. Infect. Dis. 2009 Dec 1;200(11):1736–45.

181. Bourgarit A, Carcelain G, Samri A, Parizot C, Lafaurie M, Abgrall S, et al. Tuberculosis-associated immune restoration syndrome in HIV-1-infected patients involves tuberculin-specific CD4 Th1 cells and KIR-negative gammadelta T cells. J. Immunol. 2009 Sep 15;183(6):3915–23.

182. Meintjes G, Wilkinson KA, Rangaka MX, Skolimowska K, van

Veen K, Abrahams M, et al. Type 1 helper T cells and FoxP3-positive T cells in HIV-tuberculosis-associated immune reconstitution inflammatory syndrome. Am. J. Respir. Crit. Care Med. 2008 Nov 15;178(10):1083–9.

183. Seddiki N, Sasson SC, Santner-Nanan B, Munier M, van Bockel D, Ip S, et al. Proliferation of weakly suppressive regulatory CD4+ T cells is associated with over-active CD4+ T-cell responses in HIV-positive patients with mycobacterial immune restoration disease. Eur. J. Immunol. 2009 Feb;39(2):391–403.

184. Kaufmann SH. How can immunology contribute to the control of tuberculosis? Nat. Rev. Immunol. 2001 Oct;1(1):20–30.

185. Kedzierska K, Azzam R, Ellery P, Mak J, Jaworowski A, Crowe SM. Defective phagocytosis by human monocyte/macrophages following HIV-1 infection: underlying mechanisms and modulation by adjunctive cytokine therapy. J. Clin. Virol. 2003 Feb;26(2):247–63.

186. Woelk CH, Ottones F, Plotkin CR, Du P, Royer CD, Rought SE, et al. Interferon gene expression following HIV type 1 infection of monocyte-derived macrophages. AIDS Res. Hum. Retroviruses. 2004 Nov;20(11):1210–22.

187. Vanham G, Toossi Z, Hirsch CS, Wallis RS, Schwander SK, Rich EA, et al. Examining a paradox in the pathogenesis of human pulmonary tuberculosis: immune activation and suppression/anergy. Tuber. Lung Dis. 1997;78(3-4):145–58.

188. Van den Bergh R, Vanham G, Raes G, De Baetselier P, Colebunders R. Mycobacterium-associated immune reconstitution disease: macrophages running wild? Lancet Infect Dis. 2006 Jan;6(1):2–3; author reply 4–5.

189. Lawn SD, Wainwright H, Orrell C. Fatal unmasking tuberculosis immune reconstitution disease with bronchiolitis obliterans organizing pneumonia: the role of macrophages. AIDS. 2009 Jan 2;23(1):143–5.

190. Tadokera R, Meintjes G, Skolimowska KH, Wilkinson KA, Matthews K, Seldon R, et al. Hypercytokinaemia accompanies HIV-tuberculosis immune reconstitution inflammatory syndrome. Eur. Respir. J. 2011 May;37(5):1248–59.

191. Oliver BG, Elliott JH, Saphonn V, Vun MC, French MA, Price P. Interferon-γ and IL-5 production correlate directly in HIV patients co-infected with mycobacterium tuberculosis with or without immune restoration disease. AIDS Res. Hum. Retroviruses. 2010 Dec;26(12):1287–9.

192. Byrd RB, Griggs GA, Alexander DG. Surgical complications of cervical and mediastinal tuberculous adenitis in an infant. Chest. 1976 Oct;70(4):544–6.

193. Iles PB, Emerson PA. Tuberculous lymphadenitis. Br Med J. 1974 Jan 26;1(5899):143–5.

194. Campbell IA, Dyson AJ. Lymph node tuberculosis: a comparison of treatments 18 months after completion of chemotherapy. Tubercle. 1979 Jun;60(2):95–8.

195. Ranque B, Nguyen VT, Vu HT, Nguyen TH, Nguyen NB, Pham XK, et al. Age is an important risk factor for onset and sequelae of reversal reactions in Vietnamese patients with leprosy. Clin. Infect. Dis. 2007 Jan 1;44(1):33–40.

196. Rose P, Waters MF. Reversal reactions in leprosy and their management. Lepr Rev. 1991 Jun;62(2):113–21.

197. Rooney JJ Jr, Crocco JA, Kramer S, Lyons HA. Further observations on tuberculin reactions in active tuberculosis. Am. J. Med. 1976 Apr;60(4):517–22.

198. Singh N, Perfect JR. Immune reconstitution syndrome and exacerbation of infections after pregnancy. Clin. Infect. Dis. 2007 Nov 1;45(9):1192–9.

199. Covelli HD, Wilson RT. Immunologic and medical considerations

in tuberculin-sensitized pregnant patients. Am. J. Obstet. Gynecol. 1978 Oct 1;132(3):256–9.

200. Arend SM, Leyten EMS, Franken WPJ, Huisman EM, van Dissel JT. A patient with de novo tuberculosis during anti-tumor necrosis factor-alpha therapy illustrating diagnostic pitfalls and paradoxical response to treatment. Clin. Infect. Dis. 2007 Dec 1;45(11):1470–5.

201. Troncoso Mariño A, Campelo Sánchez E, Martínez López de Castro N, Inaraja Bobo MT. Haemophagocytic syndrome and paradoxical reaction to tuberculostatics after treatment with infliximab. Pharm World Sci. 2010 Apr;32(2):117–9.

202. Melboucy-Belkhir S, Flexor G, Stirnemann J, Morin A-S, Boukari L, Polliand C, et al. Prolonged paradoxical response to anti-tuberculous treatment after infliximab. Int. J. Infect. Dis. 2010 Sep;14 Suppl 3:e333–334.

203. Asano T, Kawamoto H, Asakuma J, Tanimoto T, Kobayashi H, Hayakawa M. Paradoxical worsening of tuberculosis after anti-TB therapy in a kidney transplant recipient. Transplant. Proc. 2000 Nov;32(7):1960–2.

204. Cheng VCC, Yam WC, Woo PCY, Lau SKP, Hung IFN, Wong SPY, et al. Risk factors for development of paradoxical response during antituberculosis therapy in HIV-negative patients. Eur. J. Clin. Microbiol. Infect. Dis. 2003 Oct;22(10):597–602.

205. Cheng S-L, Wang H-C, Yang P-C. Paradoxical response during anti-tuberculosis treatment in HIV-negative patients with pulmonary tuberculosis. Int. J. Tuberc. Lung Dis. 2007 Dec;11(12):1290–5.

206. Cheng VCC, Ho PL, Lee RA, Chan KS, Chan KK, Woo PCY, et al. Clinical spectrum of paradoxical deterioration during antituberculosis therapy in non-HIV-infected patients. Eur. J. Clin. Microbiol. Infect. Dis. 2002 Nov;21(11):803–9.

207. Hawkey CR, Yap T, Pereira J, Moore DAJ, Davidson RN, Pasvol G, et al. Characterization and management of paradoxical upgrading reactions in

HIV-uninfected patients with lymph node tuberculosis. Clin. Infect. Dis. 2005 May 1;40(9):1368–71.

208. Jniene A, Soualhi M, Bouassel M, Nayme I, Zahraoui R, Iraqi G. Epidemiological, therapeutic and evolutionary profiles in patients with lymph node tuberculosis. Tuberk Toraks. 2010;58(4):366–74.

209. Carvalho ACC, De Iaco G, Saleri N, Pini A, Capone S, Manfrin M, et al. Paradoxical reaction during tuberculosis treatment in HIV-seronegative patients. Clin. Infect. Dis. 2006 Mar 15;42(6):893–5.

210. Teoh R, Humphries MJ, O'Mahony G. Symptomatic intracranial tuberculoma developing during treatment of tuberculosis: a report of 10 patients and review of the literature. Q. J. Med. 1987 May;63(241):449–60.

211. Tilg H, Ulmer H, Kaser A, Weiss G. Role of IL-10 for induction of anemia during inflammation. J. Immunol. 2002 Aug 15;169(4):2204–9.

212. Jung JW, Shin JW, Kim JY, Park IW, Choi BW, Seo JS, et al. Risk factors for development of paradoxical response during anti-tuberculosis treatment in HIV-negative patients with pleural tuberculosis. Tohoku J. Exp. Med. 2011;223(3):199–204.

213. Jones BE, Oo MM, Taikwel EK, Qian D, Kumar A, Maslow ER, et al. CD4 cell counts in human immunodeficiency virus-negative patients with tuberculosis. Clin. Infect. Dis. 1997 May;24(5):988–91.

214. Davoudi S, Rasoolinegad M, Younesian M, Hajiabdolbaghi M, Soudbakhsh A, Jafari S, et al. CD4+ cell counts in patients with different clinical manifestations of tuberculosis. Braz J Infect Dis. 2008 Dec;12(6):483–6.

215. Uppal SS, Tewari SC, Verma S, Dhot PS. Comparison of CD4 and CD8 lymphocyte counts in HIV-negative pulmonary TB patients with those in normal blood donors and the effect of antitubercular treatment: hospital-based flow cytometric study. Cytometry B Clin Cytom. 2004 Sep;61(1):20–6.

216. Kumar R. Atypical response to chemotherapy in neurotuberculosis. Br J Neurosurg. 1998 Aug;12(4):344–8.

217. Malone JL, Paparello S, Rickman LS, Wagner KF, Monahan B, Oldfield EC. Intracranial tuberculoma developing during therapy for tuberculous meningitis. West. J. Med. 1990 Feb;152(2):188–90.

218. Afghani B, Lieberman JM. Paradoxical enlargement or development of intracranial tuberculomas during therapy: case report and review. Clin. Infect. Dis. 1994 Dec;19(6):1092–9.

219. Nicolls DJ, King M, Holland D, Bala J, del Rio C. Intracranial tuberculomas developing while on therapy for pulmonary tuberculosis. Lancet Infect Dis. 2005 Dec;5(12):795–801.

220. Chan HS, Pang JA. Effect of corticosteroids on deterioration of endobronchial tuberculosis during chemotherapy. Chest. 1989 Nov;96(5):1195–6.

221. Bukharie H. Paradoxical response to anti-tuberculous drugs: resolution with corticosteroid therapy. Scand. J. Infect. Dis. 2000;32(1):96–7.

222. Blackmore TK, Manning L, Taylor WJ, Wallis RS. Therapeutic use of infliximab in tuberculosis to control severe paradoxical reaction of the brain and lymph nodes. Clin. Infect. Dis. 2008 Nov 15;47(10):e83–85.

223. Wallis RS, van Vuuren C, Potgieter S. Adalimumab treatment of life-threatening tuberculosis. Clin. Infect. Dis. 2009 May 15;48(10):1429–32.

224. Bruns H, Meinken C, Schauenberg P, Härter G, Kern P, Modlin RL, et al. Anti-TNF immunotherapy reduces CD8+ T cell-mediated antimicrobial activity against Mycobacterium tuberculosis in humans. J. Clin. Invest. 2009 May;119(5):1167–77.

225. Wallis RS. Reconsidering adjuvant immunotherapy for tuberculosis. Clin. Infect. Dis. 2005 Jul 15;41(2):201–8.

226. Meybeck A, Just N, Nyunga M, Bourahla M, Wallaert B. [Needle aspiration in paradoxical hypertrophy of tuberculous lymphadenitis]. Rev Mal Respir. 2003 Dec;20(6 Pt 1):973–7.

227. Froissart A, Pagnoux C, Chérin P. Lymph node paradoxical

enlargement during treatment for tuberculous spondylodiscitis (Pott's disease). Joint Bone Spine. 2007 May;74(3):292–5.

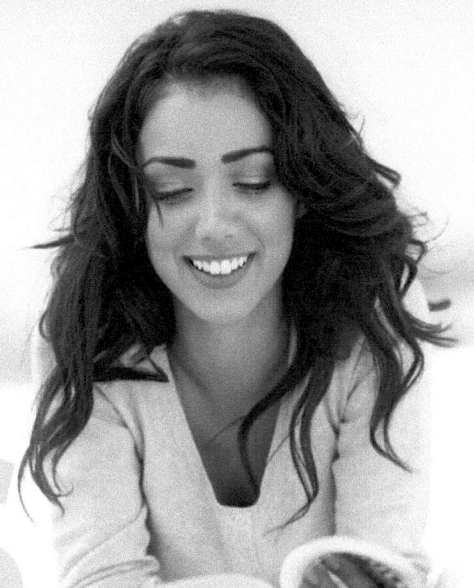

Oui, je veux morebooks!

i want morebooks!

Buy your books fast and straightforward online - at one of world's fastest growing online book stores! Environmentally sound due to Print-on-Demand technologies.

Buy your books online at
www.get-morebooks.com

Achetez vos livres en ligne, vite et bien, sur l'une des librairies en ligne les plus performantes au monde!
En protégeant nos ressources et notre environnement grâce à l'impression à la demande.

La librairie en ligne pour acheter plus vite
www.morebooks.fr

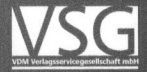

VDM Verlagsservicegesellschaft mbH
Heinrich-Böcking-Str. 6-8
D - 66121 Saarbrücken

Telefon: +49 681 3720 174
Telefax: +49 681 3720 1749

info@vdm-vsg.de
www.vdm-vsg.de

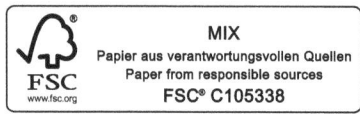

Printed by Books on Demand GmbH, Norderstedt / Germany